UICC

International Union Against Cancer
Union Internationale Contre Le Cancer

TNM-Klassifikation maligner Tumoren

Herausgegeben von
M. H. HARMER

Übersetzt und bearbeitet von
H. BERNDT und R. HUBER

3. Ausgabe Genf 1978

Akademie-Verlag · Berlin 1980

Erschienen im Akademie-Verlag, DDR-1080 Berlin, Leipziger Straße 3—4
Lektor der deutschen Übersetzung: Karl Abel

Lizenznummer: 202 · 100/490/80
Umschlaggestaltung: Christian P. Biastoch
Gesamtherstellung: VEB Druckerei „Thomas Müntzer",
5820 Bad Langensalza
Bestellnummer: 762 322 1 (6364) · LSV 2715
Printed in GDR
DDR 9,50 M

Geleitwort

Erfolgversprechende Maßnahmen zur Verbesserung der Geschwulstbekämpfung basieren im wesentlichen auf statistischen Analysen. Die Skala der Erhebungen reicht von der retrospektiven Auswertung therapeutischer Ergebnisse zum Erfahrungsaustausch oder zur Voraussetzung ethisch vertretbarer kontrollierter Behandlungsserien bis zur Aufbereitung des in den Krebsregistern gespeicherten Datenmaterials. Konsequenzen für die Gesundheitspolitik können sich daraus ergeben. Stillschweigend vorausgesetzt ist — und das gilt besonders für therapeutische Vergleiche — daß die in der Regel die Prognose des öfteren entscheidender als die Therapie beeinflussende Ausbreitung der malignen Erkrankung nach einheitlichen Merkmalen bestimmt wird. Leider ist das nicht immer der Fall gewesen. Manche in der Leistungsfähigkeit überzeugend anmutende Behandlungsmethode stellte sich als kostenintensiver Irrtum heraus. Die Grundvoraussetzungen der „Vergleichbarkeit" sind nicht beachtet worden.

Die UICC konzentriert seit geraumer Zeit intensive Bemühungen auf die Anwendung eines einheitlichen Systems zur Erfassung der Daten über die Ausbreitung maligner Geschwülste der wichtigsten Tumorlokalisationen. Es ist international als TNM-System zur Klassifikation maligner Tumoren bekannt und wird zunehmend von Klinikern, Forschern und Statistikern angewandt.

In der DDR mit gesetzlicher Meldepflicht jeder Tumorerkrankung hat die Anwendung eines international anerkannten Systems zur Klassifikation und Stadieneinteilung eine entscheidende Bedeutung. Es bildet die Voraussetzung für die statistische Erfassung von Ergebnissen und Leistungen auf dem Gebiete der Geschwulstbekämpfung.

Die von der UICC 1968 in der allgemein als „Taschenbuch" bekannten Broschüre zusammengefaßten Empfehlungen zur Klassifikation von 23 Lokalisationen wurde daher mit freundlicher Genehmigung der UICC und im Auftrag der Gesellschaft für Geschwulstbekämpfung der DDR aus der englischen Fassung übersetzt und 1971 als Arbeitsmaterial in einer Auflage von 4000 Exemplaren bereitgestellt.

Weitere von der UICC herausgegebene Empfehlungen zur Klassifikation oder Verbesserungen bereits veröffentlichter Regionen sowie die „Allgemeinen Regeln" des TNM-Systems wurden im Organ der Gesellschaft für Geschwulstbekämpfung der DDR einem breiten Kreis der Ärzteschaft bekanntgemacht:

- TNM-Klassifikation maligner Tumoren. Allgemeine Regeln, Genf 1969, Arch. Geschwulstforsch. 37 (1971), S. 266—284 u. 38 (1971), S. 162—165.
- TNM-Klassifikation maligner Tumoren von Brustdrüse, Larynx, Magen, Cervix uteri, Corpus uteri, Genf 1972, Arch. Geschwulstforsch. 41 (1973), S. 373—381.
- TNM-Klassifikation bösartiger Geschwülste, Ösophagus, Magen, Lunge, Genf 1974, Arch. Geschwulstforsch. 46 (1976), S. 230—236.

Zusätzliche Bemühungen wurden unternommen, mit arbeitsplatzgerechten Schautafeln Verständnis und Verständigung zwischen den bei den gynäkologischen Geschwülsten gebräuchlichen Klassifikationen der FIGO (Fédération Internationale de Gynécologie et d'Obstétrique) von 1970, Arch. Geschwulstforsch. 39 (1972), S. 370—379 und der UICC von 1968 bzw. 1972 zu erreichen.

Die zweite Ausgabe des Taschenbuches mit überarbeiteten Empfehlungen wurde im Okt. 1974 zum XI. Internationalen Krebskongreß in Florenz vorgelegt. Die im Arch. Geschwulstforsch. 46 (1976), S. 230 angekündigte Publikation der deutschen Übersetzung im Akademie-Verlag Berlin unterblieb. Nicht der gewohnten Exaktheit der TNM-Empfehlungen entsprechende Passagen machten Hinweise und Rückfragen mit dem Genfer Büro notwendig. Die geäußerten Bedenken wurden damit ausgeräumt, daß zum XII. Internationalen Krebskongreß mit einer überarbeiteten, neuen TNM-Klassifikation zu rechnen sei. Für diesen in jeder Weise nützlichen und wohlgemeinten Hinweis sei dem Direktor des Genfer Büros der UICC, Herrn Dr. J. F. DELAFRESNAYE, im besonderen gedankt.

Termingerecht zum XII. Internationalen Krebskongreß, Oktober 1978, Buenos Aires, ist die dritte Ausgabe der TNM-Klassifikation in englischer Sprache erschienen. Die Klassifikation umfaßt jetzt 28 Lokalisationen und das wesentlich Neue ist, daß

— zur Verbesserung der Aussage mit der klinischen Stadienklassifikation, TNM soweit wie möglich auch eine ergänzende postoperative histopathologische Klassifikation, p.TNM, empfohlen wird,
— man sich für die ins Gebiet der gynäkologischen Onkologie fallenden Geschwülste im Prinzip auf die FIGO-Empfehlungen geeinigt hat,
— die Empfehlungen von einer Reihe nationaler TNM-Komitees und internationaler Organisationen angenommen wurden (siehe Vorwort, S. 6 u. 7),
— sie zumindest für die nächsten zehn Jahre unverändert bleiben soll.

Die 1971 vorzugsweise für den Gebrauch in der DDR besorgte Übersetzung der ersten Ausgabe hat zur besseren Anschaulichkeit zusätzliche Illustrationen. Das wurde in der Kritik gut beurteilt, so daß auch die Übersetzung der dritten Ausgabe mit orientierenden Skizzen versehen ist. Ihre Ausführung lag in den bereits bewährten Händen von Frau ROSEMARIE SCHACK. Daß sie trotz vielfacher anderweitiger Verpflichtungen die Arbeit übernahm, sei ihr hoch angerechnet.

Es wäre unrealistisch, wenn man die Schwierigkeiten übergehen würde, die sich mit der Übersetzung ergaben. Im allgemeinen wurde sprachliche Genauigkeit der Eleganz des Stils vorgezogen. Bei den anatomischen Bezeichnungen der Regionen und Tumorlokalisationen galt es das Dilemma zu überwinden, das durch die unterschiedlichen termini technici in den UICC-Empfehlungen und in der deutschen Übersetzung der Internationalen Klassifikation der Krankheiten, speziell des Fachgebietes Onkologie (IKK-O), 9. Revision, Berlin 1978, gegeben war. Zur Verständlichkeit wurden manchmal mehrere Begriffe aufgeführt. Trotzdem ist es möglich, daß der eine oder andere Fachexperte an der einen oder anderen Formulierung oder Definition Anstoß nehmen kann. Dazu sei bemerkt, daß es nicht an Aufrufen nationaler und internationaler Gremien zur konstruktiven Mitarbeit am TNM-System gefehlt hat. In diesem Sinne sei auch die dritte Ausgabe des TNM-Systems der Praxis übergeben. Es wäre verdienstvoll, durch eine sorgfältige, systematische und kritische Anwendung des TNM-Systems zu seiner weiteren Verbesserung und umfassenden Anwendung als internationales Klassifikationssystem beizutragen.

Die Übersetzer möchten an dieser Stelle die Gelegenheit wahrnehmen, zunächst Frau HANNI BRUHN recht herzlich dafür zu danken, daß sie in bemerkenswert kurzer Zeit dem schreibtechnisch nicht ganz einfachen Schriftsatz zur Druckreife verhalf.

Dem Akademie-Verlag danken wir für die gute Zusammenarbeit und insbesondere dafür, daß das Arbeitsmaterial in dem bereits bewährten Sonderformat so schnell zur Verfügung gestellt werden konnte.

Berlin und Neubrandenburg, Januar 1979

HANS BERNDT
Prof. Dr. med. habil.

Chefarzt der Klinik für
Innere Medizin
2000 Neubrandenburg
PSF 480

RUDOLF HUBER
Dr. med. habil.

Leiter der Röntgen- und
Nachsorge-Abteilung der
Universitäts-Frauenklinik
der Charité
1040 Berlin

Inhaltsverzeichnis

Vorwort zur dritten englischen Ausgabe

Der Werdegang des TNM-Systems

Das TNM-System zur Klassifikation maligner Tumoren wurde von Pierre Denoix (Frankreich) in den Jahren von 1943 bis 1952 entwickelt.[1]
1950 ernannte die UICC das Komitee für Tumor-Nomenklatur und -Statistik (*Committee on Tumour Nomenclature and Statistics*) und übernahm als Arbeitsgrundlage für die klinische Stadienklassifikation die allgemeinen Definitionen der lokalen Ausbreitung maligner Tumoren, wie sie von dem WHO-Unterkomitee für die Registrierung und statistische Beschreibung von Krebskranken (WHO-Sub-Committee on the Registration of Cases of Cancer as well as their Statistical Presentation) vorgeschlagen wurden.[2]
1953 wurde eine gemeinsame Sitzung des Komitees mit der Internationalen Kommission für Stadiengruppierung und Mitteilung der Behandlungsergebnisse des Krebses (International Commission on Stage-Grouping in Cancer and Presentation of the Results of Treatment of Cancer) abgehalten, die vom Internationalen Kongreß für Radiologie (International Congress of Radiology) berufen worden war. Dabei wurde Übereinstimmung über die allgemeine Methodik der Klassifikation nach dem anatomischen Ausmaß der Erkrankung unter Anwendung des TNM-Systems erreicht.
1954 gründete die Forschungskommission der UICC ein spezielles Komitee für klinische Stadienklassifikation und angewandte Statistik (*Committee on Clinical Stage Classification and Applied Statistics*), um „die Studien auf diesem Gebiet fortzusetzen und die allgemeine Methodik der Klassifikation auf alle Krebslokalisationen zu erweitern."
1958 veröffentlichte das Komitee seine ersten Empfehlungen für die klinische Stadienklassifikation der Brustdrüse und des Kehlkopfs sowie für die Darlegung der Behandlungsergebnisse.[3] 1959 wurde eine zweite Publikation mit revidierten Vorschlägen für die Brustdrüse zur klinischen Anwendung mit einer fünfjährigen Erprobungsperiode (1960—1964) angeboten.[4]
Zwischen 1960 und 1967 veröffentlichte das Komitee neun Broschüren mit der Beschreibung der Vorschläge für die Klassifikation von 23 Lokalisationen. Es wurde empfohlen, die Vorschläge zur Klassifikation jeder Lokalisation einer prospektiven und retrospektiven Erprobungsperiode von fünf Jahren zu unterziehen.
1968 wurden diese Broschüren zu einem kleinen Buch, dem Taschenbuch („*Livre de Poche*") zusammengefaßt. Ein Jahr später erschien eine ergänzende Broschüre mit detaillierten Empfehlungen zur Durchführung von Probeläufen, zur Darlegung der Behandlungsergebnisse sowie zur Ermittlung und Darstellung der Überlebensraten Krebskranker. Das Taschenbuch wurde dann nach und nach in elf Sprachen übersetzt.
1974 erschien eine zweite Auflage mit einigen neuen Klassifikationen für weitere Tumorlokalisationen und Korrekturen früher publizierter Klassifikationen.
Nationale Komitees und internationale Organisationen

1 Denoix, P. F.: Bull. Inst. Nat. Hyg. (Paris) 1: 69, 1944 und 52: 82, 1944—45
2 WHO Techn. Report Series No. 53, Juli 1952, S. 47—48
3 International Union Against Cancer (UICC), Committee on Clinical Stage Classification and Applied Statistics: Clinical Stage Classification and Presentation of Results, Malignant Tumours of the Breast and Larynx. Paris 1958
4 International Union Against Cancer (UICC), Committee on Stage Classification and Applied Statistics: Clinical Stage Classification and Presentation of Results. Malignant Tumours of the Breast. Paris 1959

sind zunehmend am TNM-System interessiert und sind in der vorliegenden Broschüre mit nachstehenden Abkürzungen gekennzeichnet:

- AJC — The American Joint Committee for Cancer Staging and End Results Reporting
- CNC — The Canadian National TNM Committee
- DSK — Deutschsprachiger TNM-Ausschuß (Komitee)
- EORTC — The European Organization for Research on Treatment of Cancer
- FIGO — Fédération Internationale de Gynécologie et d'Obstétrique
- ICPR — The International Commission on Stage Grouping in Cancer and the Presentation of Results of the International Society of Radiology
- JJC — The Japanese Joint Committee
- SIOP — La Société Internationale d'Oncologie Pédiatrique.

In der Überschrift zu jeder einzelnen der 28 in diesem Buch beschriebenen Tumorlokalisationen sind die Organisationen, von denen die Klassifikation angenommen wurde, mit der angegebenen Abkürzung vermerkt. Im allgemeinen zeigte sich das AJC einverstanden, wenn keine wesentliche Abweichung von seinen 1977 im „*Manual for Staging of Cancer*" getroffenen Empfehlungen besteht.

Die UICC ist grundsätzlich mit der von Klinikern in vielen Ländern geäußerten Auffassung einig, daß die Klassifikation der Tumorlokalisation nur dann, wenn es sich gar nicht vermeiden läßt, geändert werden sollte. Dementsprechend ist beabsichtigt, daß die in dieser Broschüre publizierten Klassifikationen zumindest für die nächsten zehn Jahre unverändert bleiben sollen, vorausgesetzt, daß keine für eine spezielle Tumorlokalisation wesentlichen Fortschritte in der Diagnostik oder Therapie die geltende Klassifikation unrealistisch machen.

Die Entwicklung und Aufrechterhaltung eines für alle annehmbaren Klassifikationssystems erfordern eine sehr enge Verbindung mit allen nationalen und internationalen Komitees. Nur auf diese Weise werden alle Onkologen in der Lage sein „eine gemeinsame Sprache" beim Vergleich ihres klinischen Materials und der Beurteilung der Behandlungsergebnisse zu sprechen.

Die UICC verfolgt unablässig das Ziel, eine allgemein gebilligte Klassifikation des anatomischen Ausmaßes der Erkrankung zu erreichen.

Mitglieder der UICC-Komitees, die am TNM-System zur klinischen Klassifikation beteiligt sind

1950 ernannte die UICC das Komitee für Tumor-Nomenklatur und -Statistik (Committee on Tumour Nomenclature and Statistics). 1954 wurde dieses Komitee unter dem Namen Komitee für klinische Stadienklassifikation und angewandte Statistik (*Committee on Clinical Stage Classification and Applied Statistics*) bekannt und seit 1966 ist es das Komitee für TNM-Klassifikation (Committee on TNM-Classification). Nachstehend die Mitglieder, die in diesen Komitees zwischen 1950 und 1978 fungiert haben:

ANDERSON, W. A. D.	USA
BACLESSE, F.	Frankreich
BARAJAS-VALLEJO, E.	Mexiko
BUCALOSSI, P.	Italien
COPELAND, M. M.	USA
COSTACHEL, O.	Rumänien
DENOIX, P.	Frankreich
FISCHER, A. W.	Bundesrepublik Deutschland
GENTIL, F.	Brasilien
HAMPERL, H.	Bundesrepublik Deutschland
HARMER, M. H.	Großbritannien
HAYAT M	Frankreich
HULT[illegible] S.	Schweden
IMAI, T.	Japan
ISHIKAWA, S.	Japan
JUNQUEIRA, A. C. C.	Brasilien
KOTTMEIER, H. L.	Schweden
KOSZAROWSKI, T.	Polen
LIMA-BASTO, E.	Portugal
LOGAN, W. P. D.	Großbritannien
MCWHIRTER, R.	Großbritannien
PERAZZO, D. I.	Argentinien
PEREZ-MODREGO, S.	Spanien
PERRY, I. H.	USA

RAKOV, A. I.	UdSSR
ROXO-NOBRE, M. O.	Brasilien
SELLERS, A. H.	Kanada
SPIESSL, B.	Schweiz
Van der WERF-MESSING, B.	Niederlande
WAGNER, R. I.	UdSSR
WATSON, T. A.	Kanada

Danksagung

Der Herausgeber möchte mit großer Freude dem gegenwärtigen Vorsitzenden und den Mitgliedern des TNM-Komitees seine Anerkennung für die ganz große Hilfe aussprechen und insbesondere für die vom Spezialberater Dr. A. H. SELLERS erwiesene. Der Herausgeber ist des weiteren dankbar für die Zusammenarbeit mit den bereits genannten nationalen und internationalen Organisationen sowie Herrn Dr. Tj. KUIPERS (Niederlande) als Vertreter der FIGO. Die Herstellung der dritten Ausgabe des Taschenbuches wäre auch nicht ohne die ständige Unterstützung des Direktors und der Mitarbeiter des Genfer UICC-Büros möglich gewesen. Besonderer Dank sei auch der Kanadischen Krebsgesellschaft (Canadian Cancer Society), dem Nationalen Krebsinstitut von Kanada (National Cancer Institute of Canada) und der Ontario-Krebs-Behandlungs- und Forschungs-Stiftung (Ontario Cancer Treatment and Research Foundation) für die finanzielle Hilfe zur Herausgabe dieser Broschüre ausgesprochen.
Die Unterstützung des TNM-Projekts durch das Nationale Krebsinstitut der USA (National Cancer Institute, USA) durch eine finanzielle Zuwendung wird dankend anerkannt.

Die in der Broschüre beschriebenen Klassifikationen treten vom 1. Januar 1979 an in Kraft.

Einführung

Die Prinzipien des TNM-Systems

Die Gepflogenheit, Krebskranke in Gruppen nach sogenannten Stadien einzuteilen, entstand aus der Tatsache, daß die Überlebensraten in den Fällen, bei denen die Krankheit noch lokalisiert ist, höher sind als in den Fällen, bei denen die Krankheit die Grenzen des Ursprungsorganes überschritten hat. Diese Gruppen werden oft als „frühe Fälle" und „späte Fälle" bezeichnet, wobei eine mit der Zeit regelmäßig fortschreitende Progression unterstellt wird. Tatsächlich ist das Stadium der Erkrankung zum Zeitpunkt der Diagnose nicht nur ein Ausdruck der Wachstumsgeschwindigkeit und der Ausbreitung der Geschwulst, sondern es ist ebenso abhängig vom Typ des Tumors und von den Tumor-Wirt-Beziehungen.
Die Stadieneinteilung des Krebses ist durch Tradition sanktioniert. Ein derartiges Verfahren ist für eine Analyse von Patientengruppen des öfteren notwendig. Die UICC ist der Auffassung, daß es am besten sei, Übereinstimmung über die Aufzeichnung genauer Angaben über das Ausmaß der Erkrankung für jede Lokalisation zu erzielen, da die präzise klinische Beschreibung und Klassifikation bösartiger Neubildungen verschiedenen miteinander verwandten Zielen dient, nämlich:

1. dem Arzt bei der Behandlungsplanung zu helfen,
2. Hinweise auf die Prognose zu geben,
3. Hilfe bei der Beurteilung von Behandlungsergebnissen zu leisten,
4. den Informationsaustausch zwischen Behandlungszentren zu erleichtern,
5. zur weiteren Erforschung des menschlichen Krebses beizutragen.

Der Hauptzweck einer internationalen Übereinkunft über die Klassifikation des Krebses nach dem Ausmaß der Erkrankung ist es, ein Verfahren zur Verfügung zu stellen, mit dem klinische Erfahrungen unmißverständlich anderen übermittelt werden können.
Eine Klassifikation kann auf verschiedenen Grundlagen und nach unterschiedlichen Gesichtspunkten vorgenommen werden, z. B. nach der anatomischen Lokalisation und dem klinischen Ausmaß der Erkrankung aufgrund der ärztlichen Untersuchung, der angegebenen Dauer der Symptome oder Anzeichen, dem Geschlecht und Alter des Patienten, dem histologischen Typ und Malignitätsgrad usw. Alle die Grundlagen und Gesichtspunkte stellen Variable dar, von denen bekannt ist, daß sie den Ausgang der Erkrankung beeinflussen. Das Hauptaugenmerk der UICC gilt der Klassifikation nach dem anatomischen Ausmaß der Erkrankung aufgrund der klinischen Untersuchung.
Die unmittelbare Aufgabe des Klinikers ist es, sich ein Urteil über die Prognose zu bilden und eine Entscheidung über das beste Behandlungsverfahren zu treffen. Diese Beurteilung und diese Entscheidung erfordern unter anderem eine objektive Bestimmung des anatomischen Ausmaßes der Erkrankung. Um das zu erreichen, geht der Trend weg von der „Stadieneinteilung" zur wohlüberlegten Beschreibung mit oder ohne irgend eine Form der Kurzfassung.
Zur Erreichung der dargelegten Ziele benötigen wir ein Klassifikationssystem,

1. dessen Grundsätze auf alle Lokalisationen ohne Rücksicht auf die Behandlungsmethode anwendbar sind,
2. das später durch histologische und/oder operativ gewonnene Informationen ergänzt werden kann.

Das TNM-System erfüllt diese Bedingungen.

Die allgemeinen Regeln des TNM-Systems

Das TNM-System zur Beschreibung des anatomischen Ausmaßes einer Erkrankung beruht auf der Bestimmung von drei Komponenten:

T — Ausmaß des Primärtumors
N — Zustand der regionären Lymphknoten und bei bestimmten Regionen der iuxta-regionären Lymphknoten
M — Fehlen oder Vorhandensein von Fernmetastasen.

Der Zusatz von Ziffern zu diesen drei Komponenten symbolisiert das Ausmaß der bösartigen Erkrankung wie folgt:

T0, T1, T2, T3, T4 N0, N1, N2, N3, N4 M0, M1

Zu besonderen Zwecken werden zusätzlich ergänzende Symbole angewandt.

Das System stellt eine „Kurzbeschreibung" zur Kennzeichnung des klinischen Ausmaßes eines malignen Tumors dar.

Die für alle Tumorlokalisationen anwendbaren allgemeinen Regeln sind:

1. Alle Fälle müssen histologisch gesichert sein. Alle anderen histologisch nicht bestätigten Fälle sind gesondert aufzuführen.
2. Es gibt zwei Klassifikationen für jede Tumorlokalisation, nämlich:
   1. Die *prätherapeutische klinische Klassifikation mit dem Kennzeichen TNM* beruht auf der vor der Entscheidung über die endgültige Behandlung gewonnenen Information. Diese Information ergibt sich aus klinischen, radiologischen, endoskopischen und anderen wichtigen Befunden. In Sonderfällen kann sie zusätzlich auf der explorativ operativ vor der Entscheidung über die endgültige Behandlung gewonnenen Information beruhen.
   2. Die *postoperative histopathologische Klassifikation mit dem Kennzeichen p.TNM* beruht auf der vor der Entscheidung über die endgültige Behandlung gewonnenen Information, die durch die zusätzliche aus der *operativen Behandlung und Untersuchung des therapeutisch entnommenen Gewebes* gewonnene Information ergänzt oder geändert wird.
   Geht der Operation als Hauptbehandlungsmethode eine andere therapeutische Maßnahme voraus, muß das durch das Vorzeichnen „y" gekennzeichnet werden (siehe Seite 12).
3. Die einmal festgelegten TNM-Kategorien dürfen auf keinen Fall verändert werden.
4. Für die klinische Beurteilung eines Kranken werden unter Umständen zahlreiche Untersuchungen durchgeführt. Für den Zweck einer Klassifikation ist es notwendig, zwischen zwingend vorgeschriebenen Untersuchungen und solchen, die die Kenntnis des Ausmaßes der Erkrankung noch verfeinern, zu unterscheiden. Für alle Tumorlokalisationen sind daher die Minimalforderungen für die Bestimmung des Primärtumors, der regionären Lymphknoten und, wenn angebracht, der iuxta-regionären Lymphknoten sowie der Fernmetastasen aufgeführt, soweit sie die prätherapeutische klinische TNM-Klassifikation betreffen.
5. Nachdem der Grad der Ausbreitung für die T-, N- und M-Kategorien bestimmt ist, können sie zu klinischen Stadien zusammengefaßt werden.
6. Obwohl sich das TNM-System zu einem zweifachen Klassifikationssystem (einem prätherapeutisch-klinischen und einem postoperativ-histopathologischen) entwickelt hat und obwohl letzteres Unterschiede zu dem mit der klinischen Klassifikation festgestellten anatomischen Ausmaß aufzeigen kann, spielt die klinische TNM-Klassifikation die Hauptrolle bei der Berichterstattung und Beurteilung.
7. Bestehen Zweifel über die zutreffende T-, N- oder M-Kategorie, der ein Fall zugeordnet werden soll, dann sollte für ihn die niedrigere (d. h. die weniger fortgeschrittene) Kategorie gewählt werden. Das gilt auch für die Stadieneinteilung.

Die anatomischen Regionen und Tumorlokalisationen

Die 28 verschiedenen Tumorlokalisationen, die in dieser Broschüre klassifiziert sind, umfassen den Großteil des

Krebsgebietes. Beabsichtigt ist eine international annehmbare Klassifikation für alle Tumorlokalisationen, die nach der internationalen Klassifikation der Krankheiten für Onkologie (IKK-O) der Welt-Gesundheits-Organisation (WHO) definiert sind.

Jede Region oder Tumorlokalisation wird nach einem einheitlichen Schema beschrieben. Die Tumoren sind in anatomische Gruppen so zusammengefaßt (z. B. Kopf und Hals, Verdauungstrakt, weibliches Genitale), daß ein Spezialist auf seinem Gebiet in einem Abschnitt der Broschüre alle relevanten Informationen findet. Die allgemeinen Grundsätze zur Klassifikation werden in einer „Einführenden Bemerkung" zu jedem Abschnitt wiederholt. Die in jedem Abschnitt klassifizierten Tumorlokalisationen sind aufgeführt; gleichzeitig wird ihre IKK-O-Topographie-Nummer angegeben. Wenn eine Klassifikation seit ihrer ersten Veröffentlichung in einer früheren Ausgabe des Taschenbuches eine Abänderung erfahren hat, wird eine Erklärung gegeben.

Jede Region oder Tumorlokalisation wird nach folgender Gliederung beschrieben:

- Regeln für die Klassifikation mit den Minimalforderungen für die Bestimmung der T-, N- und M-Kategorien. Zusätzliche Methoden können angewandt werden, wenn sie die Genauigkeit der Bewertung zum Zeitpunkt der Entscheidung über die endgültige Behandlung steigern. Das muß jedoch festgehalten werden.
- Anatomische Regionen, Tumorlokalisationen und ihre Unterteilung, wenn erforderlich
- Definition der regionären und, wenn erforderlich, der iuxta-regionären Lymphknoten
- TNM-prätherapeutische klinische Klassifikation
- p.TNM-postoperative histopathologische Klassifikation
- Stadieneinteilung, wenn es eine gibt
- Kurze Zusammenfassung für die Region oder Tumorlokalisation.

TNM — Prätherapeutische klinische Klassifikation

T — Primärtumor

Die nachstehenden allgemeinen Definitionen werden durchgehend angewandt:

Tis Präinvasives Karzinom (Carcinoma in situ).

T0 Primärtumor nicht nachweisbar.

T1, T2, T3, T4 Nachweis der ansteigenden Grade der Größe und/oder des lokalen Ausmaßes des Primärtumors.

TX Die Minimalforderungen zur Bestimmung des Primärtumors können nicht erfüllt werden.

N — Regionäre Lymphknoten

Die nachstehenden allgemeinen Definitionen werden durchgehend angewandt:

N0 Kein Nachweis eines Befalls regionärer Lymphknoten.

N1, N2, N3 Nachweis der ansteigenden Grade des Befalls regionärer Lymphknoten.

N4 Nachweis eines Befalls iuxta-regionärer Lymphknoten (wenn zutreffend).

NX Die Minimalforderungen zur Bestimmung der regionären Lymphknoten können nicht erfüllt werden.

M — Fernmetastasen

Die nachstehenden allgemeinen Definitionen werden durchgehend angewandt:

M0 Kein Nachweis von Fernmetastasen.

M1 Nachweis von Fernmetastasen.
Die Kategorie M1 kann mit nachstehenden Bezeichnungen unterteilt werden:

Lunge („Pulmonary")	PUL
Knochen („Osseous")	OSS
Leber („Hepatic")	HEP
Gehirn („Brain")	BRA
Lymphknoten	LYM
Knochemark („Bone marrow")	MAR
Pleura	PLE
Haut („Skin")	SKI
Augen („Eye")	EYE
Andere („Others")	OTH

MX Die Minimalforderungen zur Bestimmung des Vorhandenseins von Fernmetastasen können nicht erfüllt werden.

p.TNM — Postoperative histopathologische Klassifikation

pT — Primärtumor

Die nachstehenden allgemeinen Definitionen werden durchgehend angewandt:

pTis Präinvasives Karzinom (Carcinoma in situ).
pT0 Kein Nachweis von Tumor im histologisch untersuchten Gewebe.
pT1, pT2, pT3, pT4 Postoperativer histologischer Nachweis der ansteigenden Grade des Ausmaßes des Primärtumors.
pTX Das postoperative und histopathologische Ausmaß der Invasion kann nicht bestimmt werden.

Bei einigen Tumorlokalisationen können weitere Informationen über den Primärtumor nach folgenden Gesichtspunkten aufgezeichnet werden:

G — Histopathologischer Malignitätsgrad

G1 Hoch differenziert.
G2 Mittelgradig differenziert.
G3 Wenig *oder* undifferenziert.
GX Differenzierungsgrad kann nicht bestimmt werden.

L — Invasion der Lymphgefäße

L0 Kein Nachweis einer Invasion der Lymphgefäße.
L1 Nachweis einer Invasion der oberflächlichen Lymphgefäße.
L2 Nachweis einer Invasion der tiefliegenden Lymphgefäße.
LX Invasion der Lymphgefäße kann nicht bestimmt werden.

V — Invasion der Venen

V0 Kein Tumor in den Venen.
V1 Tumor in den efferenten Venen.
V2 Tumor in den distalen Venen.
VX Invasion der Venen kann nicht bestimmt werden.

pN — Regionäre Lymphknoten

Die nachstehenden allgemeinen Definitionen werden durchgehend angewandt:

pN0 Kein Nachweis einer Invasion regionärer Lymphknoten.
pN1, pN2, pN3 Nachweis der ansteigenden Grade der Invasion regionärer Lymphknoten.
pN4 Nachweis einer Invasion iuxta-regionärer Lymphknoten (wenn zutreffend).
pNX Ausdehnung der Invasion kann nicht bestimmt werden.

pM — Fernmetastasen

Die nachstehenden allgemeinen Definitionen werden durchgehend angewandt:

pM0 Kein Nachweis von Fernmetastasen.
pM1 Nachweis von Fernmetastasen.
Die Kategorie pM1 kann in gleicher Weise wie M1 unterteilt werden.
pMX Fernmetastasen können nicht bestimmt werden.

Zusätzliche Bezeichnungen

y — Symbol

In den Fällen, bei denen die Operation als Hauptbehandlungsmethode nach einer anderen therapeutischen Maßnahme durchgeführt wird, können die p.TNM-Kategorien durch das Vorzeichnen „y" gekennzeichnet werden, z. B. ypT2 pN1 pM0. Diese Fälle sind gesondert aufzuführen.

r — Symbol

Rezidivtumoren können mit dem TNM-System beschrieben werden, müssen aber durch ein der jeweiligen TNM- oder p.TNM-Kategorie vorgesetztes Symbol „r" gekennzeichnet werden.

C — Faktor

Zur wahlweisen Anwendung wird ein System mit verschiedenen Rangstufen empfohlen, das anzeigt, inwieweit die TNM-Kategorien fundiert sind. Mit der Bezeichnung „Sicherheitsfaktor" (Level of Certainty oder C-Faktor) wird die zu einem bestimmten Zeitpunkt gewonnene Information mit dem angewandten diagnostischen Verfahren zum Ausdruck gebracht.

Die Definitionen der C-Faktoren-Kategorien sind folgende:

C1 Information allein aus der klinischen Untersuchung.
C2 Information aus speziellen diagnostischen Verfahren.
C3 Information aus dem explorativen operativen Eingriff.
C4 Information über das Ausmaß der Erkrankung nach abgeschlossener Operation einschließlich der vollständigen Untersuchung des therapeutisch entnommenen Gewebes.
C5 Information aus dem Autopsiebefund.

Beispiel: Die unterschiedlichen C-Stufen können den T-, N- und M-Kategorien angehängt werden. Ein Fall könnte so beschrieben werden: T3C2, N2C1, M0C2.

Die TNM-prätherapeutische klinische Klassifikation ist daher gleichbedeutend mit C1, C2 und C3 in verschiedenen Rangstufen der Sicherheit. Die p.TNM-postoperative histopathologische Klassifikation entspricht der Rangstufe C4. Der Vorteil der C-Faktoren-Klassifikation beruht darauf, daß ein spezieller Fall von Zeit zu Zeit umgruppiert werden kann, wenn es neue Informationen erforderlich machen. Der ganze zeitliche Verlauf der Krebserkrankung eines Patienten kann daher chronologisch in einer für die Datenverarbeitung geeigneten Form dargestellt werden.

Stadieneinteilung

Die Klassifikation mit dem TNM-System erreicht eine ziemlich genaue Beschreibung und Aufzeichnung des in Erscheinung tretenden anatomischen Ausmaßes der Erkrankung. Mit vier Graden für T, vier Graden für N und zwei für M ergeben sich für einen Tumor 32 mögliche TNM-Kategorien.

Für eine Darstellung in Tabellenform und zur Auswertung ist es, von sehr großen Serien abgesehen, angebracht, die Kategorien zu einer angemessenen Zahl von TNM-Stadiengruppen, in der Regel zu vier, zusammenzufassen.

Die angenommene Stadieneinteilung garantiert soweit wie möglich, daß jede Gruppe hinsichtlich der Überlebensraten mehr oder weniger homogen ist und daß sich die Überlebensraten zwischen diesen Gruppen für jede Tumorlokalisation deutlich unterscheiden.

Kurze Zusammenfassung

Es mag den Anschein haben, daß die T- und N-Kategorien für einige Regionen langatmig und umständlich definiert sind. Man wird jedoch einsehen, daß das für eine möglichst genaue Beschreibung aller Möglichkeiten der Ausbreitung des Primärtumors und zur Kennzeichnung der Ausbreitung in die regionären Lymphknoten und der Fernmetastasen notwendig ist.

Als Anhang am Ende einer jeden Region findet sich als Gedächtnisstütze oder Bezugswert während der klinischen Untersuchung eines Patienten eine kurze Zusammenfassung der hauptsächlichen Unterscheidungsmerkmale der wichtigsten Kategorien in Tabellenform. Diese abgekürzten Definitionen sind nicht — und sie erheben auch keinen Anspruch darauf — völlig übereinstimmend mit den ausführlichen Definitionen, die immer zu Rate gezogen werden sollten.

Kopf- und Hals-Tumoren

Einführende Bemerkungen

Die Kopf- und Hals-Tumoren umfassen nachstehende Regionen oder Organe. Die entsprechende IKK-O-Topographie-Kennziffer ist:

Lippen (Lippenhaut ausgeschlossen)	IKK-O 140.
Mundhöhle	IKK-O 141.—145.
Oropharynx	IKK-O 146.
Nasopharynx	IKK-O 147.
Hypopharynx	IKK-O 148.
Larynx	IKK-O 161.
Schilddrüse	IKK-O 193

Die Tumorlokalisationen im Kopf- und Halsbereich wurden zwischen 1954 und 1973 klassifiziert und einige davon verändert. Die jetzt veröffentlichte Klassifikation wurde von den bei jeder Tumorlokalisation angegebenen Organisationen gebilligt und wird zumindest für die nächsten zehn Jahre unverändert bleiben (siehe Vorwort, S. 7).

Die Klassifikationen für die Lippen, die Mundhöhle und den Rachen beruhen auf dem von Task Forces on Head and Neck Cancers of the American Joint Committee (AJC) und der Deutsch-Österreichisch-Schweizerischen Studiengruppe über Maxillofaciale Tumoren erarbeiteten und analysierten Datenmaterial. Die Klassifikation für den Larynx hat sich seit 1972 nicht geändert. Die vorgeschlagene Klassifikation für die Schilddrüse beruht auf der Empfehlung der European Organization for Research on Treatment of Cancer (EORTC).

Jede Region wird nach folgender Gliederung beschrieben:

Regeln für die Klassifikation mit den Minimalforderungen zur Bestimmung der T-, N- und M-Kategorien. Zusätzliche Methoden können angewandt werden, wenn sie die Genauigkeit der Bewertung zum Zeitpunkt der Entscheidung über die endgültige Behandlung steigern. Das muß jedoch festgehalten werden.

Anatomische Regionen, Tumorlokalisationen und Unterteilungen, wenn zutreffend.

Definition der regionären Lymphknoten.

TNM — Prätherapeutische klinische Stadienklassifikation (siehe Einführung: Allgemeine Regeln, S. 11).

p.TNM — Postoperative histopathologische Klassifikation (siehe Einführung: Allgemeine Regeln, S. 12).

Stadieneinteilung.

Kurze Zusammenfassung für die Region.

Fernmetastasen

Für alle Regionen können die M1- und p.M1-Kategorien mit nachstehender Bezeichnung unterteilt werden:

Lunge („Pulmonary")	PUL
Knochen („Osseous")	OSS
Leber („Hepatic")	HEP
Gehirn („Brain")	BRA
Lymphknoten	LYM
Knochenmark („Bone marrow")	MAR
Pleura	PLE
Haut („Skin")	SKI
Augen („Eye")	EYE
Andere („Others")	OTH

Zusätzliche Bezeichnungen

Wenn angemessen, kann das Y-Symbol, das r-Symbol und die C-Faktor-Kategorie der Klassifikation einer

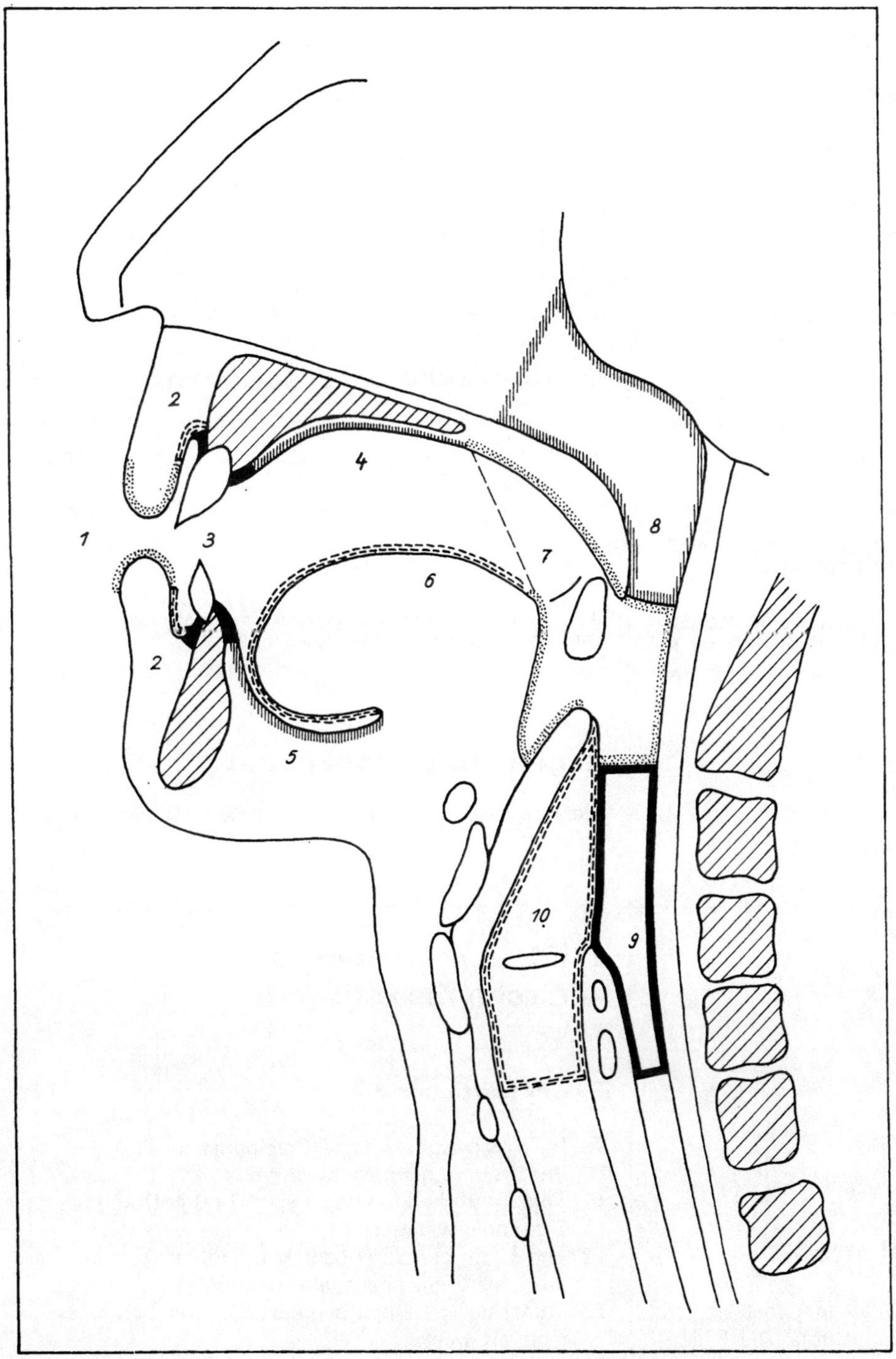

Abb. 1: Topographie der Kopf- und Halsregion mit Angabe der IKK-O-Kennziffern.

1 = Lippe (IKK-O 140.), S. 16ff.;
2 = Wangenschleimhaut (IKK-O 145.0), S. 17ff.;
3 = Zahnfleisch (IKK-O 143.), S. 17ff.;
4 = Harter Gaumen (IKK-O 145.2), S. 17ff.;
5 = Mundboden (IKK-O 144.), S. 17ff.;
6 = Zunge (IKK-O 141.), S. 17ff.;
7 = Oropharynx (IKK-O 146.), S. 20ff.;
8 = Nasopharynx (IKK-O 147.), S. 20f.;
9 = Hypopharynx (IKK-O 148.), S. 20ff.;
10 = Larynx (IKK-O 161.), S. 22ff.;

Region oder Tumorlokalisation hinzugefügt werden (siehe Einführung: Allgemeine Regeln, S. 12).

Die Stufen des Befalls der Halslymphknoten
Die Stufe des Befalls der Halslymphknoten kann sowohl therapeutische als auch prognostische Konsequenzen haben. Obgleich es zur Zeit nicht möglich ist, diese Stufen in die N-Klassifikation aufzunehmen, wird empfohlen, daß sie immer registriert werden.
Vier Stufen werden definiert:
Stufe 1:
Tastbare Lymphknoten in der submandibulären und/oder submentalen Region.
Stufe 2:
Tastbare Lymphknoten distal der Stufe 1 und begrenzt auf die Region über der Halsfalte in Höhe der Schilddrüsenkerbe oder unmittelbar darunter.
Stufe 3:
Tastbare Lymphknoten distal der Stufe 2 und begrenzt auf das vordere Halsdreieck einschließlich der tiefen entlang dem Musculus sternocleidomastoideus.
Stufe 4:
Tastbare Lymphknoten distal der Stufe 3 und begrenzt auf das hintere Halsdreieck unterhalb der Halsfalte in Höhe der Schilddrüsenkerbe oder unmittelbar darunter.

Lippen (IKK-O 140.)

Klassifiziert 1978.
(Gebilligt von CNC, DSK, ICPR, AJC).

Regeln für die Klassifikation

Die Klassifikation gilt nur für das Plattenepithelkarzinom im Bereich der Oberfläche des Lippenrots. Die Erkrankung muß histologisch gesichert sein. Alle histologisch nicht bestätigten Fälle sind gesondert aufzuführen.
Die Minimalforderungen zur Bestimmung der T-, N- und M-Kategorien sind nachstehend angegeben. Wenn sie nicht erfüllt werden können, wird das mit TX, NX oder MX gekennzeichnet.
T-Kategorien: Klinische Untersuchung.
N-Kategorien: Klinische Untersuchung.
M-Kategorien: Klinische und Röntgenuntersuchung.

Anatomische Lokalisationen

1. Oberlippe: Bereich der Oberfläche des Lippenrots (140.0).
2. Unterlippe: Bereich der Oberfläche des Lippenrots (140.1).
3. Gebiet der Kommissuren (140.6).

Anmerkung: Der Bereich der Lippenschleimhaut-Oberfläche ist Bestandteil der Mundhöhle (siehe Mundschleimhaut, S. 17).

Regionäre Lymphknoten

Die regionären Lymphknoten sind die Halslymphknoten.

TNM — Prätherapeutische klinische Klassifikation

T — Primärtumor

Tis Präinvasives Karzinom (Carcinoma in situ).
T0 Primärtumor nicht nachweisbar.
T1 Tumor auf die Lippe begrenzt: Größter Durchmesser 2 cm oder weniger.
T2 Tumor auf die Lippe begrenzt: Größter Durchmesser mehr als 2 cm aber nicht mehr als 4 cm.
T3 Tumor auf die Lippe begrenzt: Größter Durchmesser mehr als 4 cm.

T4 Tumor breitet sich über die Lippe hinaus in benachbarte Strukturen aus, z. B. Knochen, Zunge, Haut des Halses usw.
TX Die Minimalforderungen zur Bestimmung des Primärtumors können nicht erfüllt werden.

N — Regionäre Lymphknoten

N0 Kein Nachweis eines Befalls regionärer Lymphknoten.
N1 Nachweis eines Befalls beweglicher homolateraler regionärer Lymphknoten.
N2 Nachweis eines Befalls beweglicher kontralateraler oder bilateraler Lymphknoten.
N3 Nachweis eines Befalls fixierter regionärer Lymphknoten.
NX Die Minimalforderungen zur Bestimmung der regionären Lymphknoten können nicht erfüllt werden.

M — Fernmetastasen

M0 Kein Nachweis von Fernmetastasen.
M1 Nachweis von Fernmetastasen.
MX Die Minimalforderungen zur Bestimmung des Vorhandenseins von Fernmetastasen können nicht erfüllt werden.

p.TNM — Postoperative histopathologische Klassifikation

pT — Primärtumor

Die pT-Kategorien entsprechen den T-Kategorien.

pN — Regionäre Lymphknoten

Die pN-Kategorien entsprechen den N-Kategorien.

pM — Fernmetastasen

Die pM-Kategorien entsprechen den M-Kategorien.

Stadieneinteilung

Stadium I	T1	N0	M0
Stadium II	T2	N0	M0
Stadium III	T3	N0	M0
	T1, T2, T3	N1	M0
Stadium IV	T4	N0, N1	M0
	Jedes T	N2, N3	M0
	Jedes T	Jedes N	M1

Zusammenfassung

Lippen

T1	≦2 cm	auf die Lippe begrenzt.
T2	>2 cm—4 cm	auf die Lippe begrenzt.
T3	>4 cm	auf die Lippe begrenzt.
T4	Über die Lippe hinaus.	
N1	Homolateral beweglich.	
N2	Kontra- oder bilateral beweglich.	
N3	Fixiert.	

Mundhöhle (IKK-O 141.—145.)

Klassifiziert 1973. Bestätigt 1978. (Gebilligt von CNC, DSK, ICPR, JJC).

Regeln für die Klassifikation

Die Klassifikation gilt nur für das Karzinom. Die Erkrankung muß histologisch gesichert sein. Alle histo-

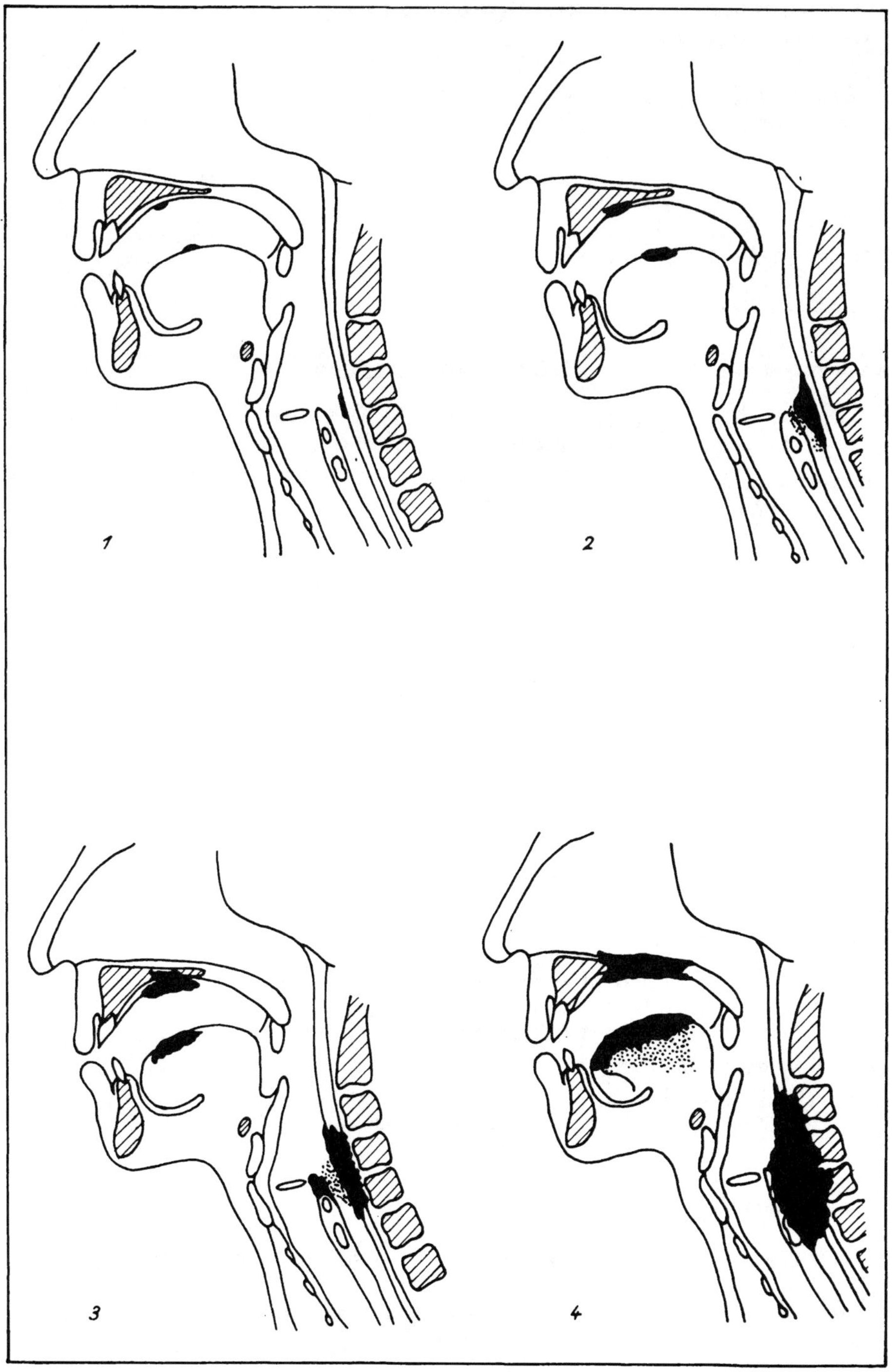

Abb. 2: Mundhöhle (IKK-O 141. bis 145.), S. 17 und Hypopharynx (IKK-O 148.), S. 20—22.

1 = Krebs des harten Gaumens (IKK-O 145.2), S. 19 und der Dorsalfläche der Zunge (IKK-O 141.1), S. 19. Tumor bis 2 cm Durchmesser = T1. Krebs der Hinterwand des Hypopharynx (IKK-O 148.3), S. 19, auf eine Region beschränkt = T1.

2 = Krebs des harten Gaumens und der Dorsalfläche der Zunge mit über 2 bis 5 cm Durchmesser = T2. Krebs der Hinterwand des Hypopharynx, Ausbreitung auf angrenzende Region oder Lokalisation ohne Larynxfixierung = T2.

3 = Krebs des harten Gaumens IKK-O 145.2), S. 19 und der Dorsalfläche der Zunge (IKK-O 141.1), S. 19, Tumor mit über 4 cm Durchmesser = T3. Krebs der Hinterwand des Hypopharynx (IKK-O 148.3), S. 21 Ausbreitung auf angrenzende Region oder Lokalisation mit Fixierung des Hemilarynx = T3.

4 = Krebs des harten Gaumens, der Dorsalfläche der Zunge und der Hinterwand des Hypopharynx, Ausbreitung auf Knochen, Muskel usw. = T4.

logisch nicht bestätigten Fälle sind gesondert aufzuführen.
Die Minimalforderungen zur Bestimmung der T-, N- und M-Kategorien sind nachstehend angegeben. Wenn sie nicht erfüllt werden können, wird das mit TX, NX oder MX gekennzeichnet.
T-Kategorien: Klinische und Röntgenuntersuchung.
N-Kategorien: Klinische Untersuchung.
M-Kategorien: Klinische und Röntgenuntersuchung.

Anatomische Regionen und Nebenregionen

1. Mundschleimhaut
   a) Schleimhautoberfläche der Ober- und Unterlippen (140.3, 4).
   b) Wangenschleimhaut (145.0).
   c) Retromolares Gebiet (145.6).
   d) Vestibulum oris, Lippen- und Wangenumschlagfalte (145.1).
2. Oberkieferzahnfleisch (143.0).
3. Unterkieferzahnfleisch (143.1).
4. Harter Gaumen (145.2).
5. Zunge
   a) Dorsalfläche der Zunge, Spitze und Seitenrand der Zunge, vor den Papillae vallatae (vordere zwei Drittel) (141.1, 2).
   b) Ventralfläche der Zunge (141.3).
6. Mundboden (144.).

Regionäre Lymphknoten

Die regionären Lymphknoten sind die Halslymphknoten.

TNM — Prätherapeutische klinische Klassifikation

T — Primärtumor

Tis Präinvasives Karzinom (Carcinoma in situ).
T0 Primärtumor nicht nachweisbar.
T1 Tumor mit größtem Durchmesser von 2 cm oder weniger.
T2 Tumor mit größtem Durchmesser von mehr als 2 cm, aber nicht mehr als 4 cm.
T3 Tumor mit größtem Durchmesser von mehr als 4 cm.
T4 Tumor mit Ausbreitung auf Knochen, Muskel, Haut, Kieferhöhle, Hals usw.
TX Die Minimalforderungen zur Bestimmung des Primärtumors können nicht erfüllt werden.

N — Regionäre Lymphknoten

N0 Kein Nachweis eines Befalls regionärer Lymphknoten.
N1 Nachweis eines Befalls beweglicher homolateraler regionärer Lymphknoten.
N2 Nachweis eines Befalls beweglicher kontralateraler oder bilateraler regionärer Lymphknoten.
N3 Nachweis des Befalls fixierter regionärer Lymphknoten.
NX Die Minimalforderungen zur Bestimmung der regionären Lymphknoten können nicht erfüllt werden.

M — Fernmetastasen

M0 Kein Nachweis von Fernmetastasen.
M1 Nachweis von Fernmetastasen.
MX Die Minimalforderungen zur Bestimmung des Vorhandenseins von Fernmetastasen können nicht erfüllt werden.

p.TNM — Postoperative histopathologische Klassifikation

pT — Primärtumor

Die pT-Kategorien entsprechen den T-Kategorien.

pN — Regionäre Lymphknoten

Die pN-Kategorien entsprechen den N-Kategorien.

pM — Fernmetastasen

Die pM-Kategorien entsprechen den M-Kategorien.

Stadieneinteilung

Stadium I	T1	N0	M0
Stadium II	T2	N0	M0
Stadium III	T3	N0	M0
	T1, T2, T3	N1	M0
Stadium IV	T4	N0, N1	M0
	Jedes T	N2, N3	M0
	Jedes T	Jedes N	M1

Zusammenfassung

Mundhöhle

T1	≦2 cm
T2	>2 cm—4 cm
T3	>4 cm
T4	Ausbreitung auf Knochen/Muskel usw.
N1	Homolateral beweglich.
N2	Kontra- oder bilateral beweglich.
N3	Fixiert.

Oropharynx (IKK-O 146.) Nasopharynx (IKK-O 147.) Hypopharynx (IKK-O 148.)

Klassifiziert 1978.
(Gebilligt von CNC, DSK, ICPR, JJC).

Die 1962 veröffentlichten Klassifikationen der drei Rachenregionen wurden ersetzt.

Regeln für die Klassifikation

Die Klassifikation gilt nur für das Karzinom. Die Erkrankung muß histologisch gesichert sein. Alle histologisch nicht bestätigten Fälle sind gesondert aufzuführen.

Die Minimalforderungen zur Bestimmung der T-, N- und M-Kategorien sind nachstehend angegeben. Wenn sie nicht erfüllt werden können, wird das mit TX, NX oder MX gekennzeichnet.

T-Kategorien: Klinische Untersuchung, Endoskopie und Röntgenuntersuchung.

N-Kategorien: Klinische Untersuchung.

M-Kategorien: Klinische und Röntgenuntersuchung.

Anatomische Regionen, Tumorlokalisationen und ihre Unterteilung

Oropharynx (146.)

Der Oropharynx erstreckt sich vom Übergang zwischen hartem und weichem Gaumen bis in Höhe des Vallecula-Grundes.

1. Vorderwand (glosso-epiglottisches Gebiet)
   a) Zunge hinter den Papillae vallatae (Zungenbasis oder hinteres Drittel) (141.0).
   b) Vallecula epiglottica (146.3).
   c) Vorderseite der Epiglottis (146.4).
2. Seitenwand
   a) Tonsilla palatina (146.0).
   b) Fossa tonsillaris (146.1) und Gaumenbögen (146.2).
   c) Sulcus glosso-tonsillaris (146.2).
3. Hinterwand des Oropharynx (146.7).
4. Rachendach
   a) Unterseite des weichen Gaumens (145.3).
   b) Uvula (145.4).

Nasopharynx (147.)

1. Obere Wand, Dach (147.0); Hinterwand, Tonsilla pharyngea (147.1): erstreckt sich von der Ebene der

Grenze zwischen hartem und weichem Gaumen bis zur Schädelbasis.

2. Seitenwand: (Recessus pharyngeus, Tubenöffnung) einschließlich der Rosenmüller'schen Grube (147.2).
3. Vorderwand, Boden: besteht aus der Oberseite des weichen Gaumens (147.3).

Anmerkung: Der Rand der Choanenmündungen einschließlich des hinteren Randes des Nasenseptums wird der Nasenhöhle zugeordnet.

Hypopharynx (Laryngopharynx) (148.)

1. Pharyngo-ösophagealer Übergang (Regio postcricoidea) (148.0).
   Diese Region erstreckt sich von der Höhe des Stellknorpels und der Plica interarytaenoidea bis zum unteren Rande des Ringknorpels.
2. Recessus piriformis (148.1).
   Diese Region erstreckt sich von der pharyngo-epiglottischen Falte bis zum oberen Rand des Ösophagus. Sie ist seitlich durch den Schildknorpel und medial durch die laterale Oberfläche der Plica ary-epiglottica (148.2) sowie den Stell- und Ringknorpel begrenzt.
3. Hinterwand des Hypopharynx (148.3).
   Diese Region erstreckt sich von der Ebene des Vallecula-Grundes bis in Höhe der Articulatio cricoarytaenoidea.

Regionäre Lymphknoten

Die regionären Lymphknoten sind die Halslymphknoten.

TNM — Prätherapeutische klinische Klassifikation

T — Primärtumor

Oropharynx

Tis Präinvasives Karzinom (Carcinoma in situ).
T0 Primärtumor nicht nachweisbar.
T1 Tumor mit größtem Durchmesser von 2 cm oder weniger.
T2 Tumor mit größtem Durchmesser von mehr als 2 cm, aber nicht mehr als 4 cm.
T3 Tumor mit größtem Durchmesser von mehr als 4 cm.
T4 Tumor mit Ausbreitung auf Knochen, Muskel, Kieferhöhle, Hals usw.
TX Die Minimalforderungen zur Bestimmung des Primärtumors können nicht erfüllt werden.

Nasopharynx

Tis Präinvasives Karzinom (Carcinoma in situ).
T0 Primärtumor nicht nachweisbar.
T1 Tumor auf eine Region beschränkt (einschließlich des Tumornachweises durch positive Biopsie).
T2 Tumor befällt zwei Regionen.
T3 Tumor mit Ausbreitung auf die Nasenhöhle *und/oder* Oropharynx.
T4 Tumor mit Ausbreitung auf Schädelbasis *und/oder* Befall der Hirnnerven.
TX Die Minimalforderungen zur Bestimmung des Primärtumors können nicht erfüllt werden.

Hypopharynx (Laryngopharynx)

Tis Präinvasives Karzinom (Carcinoma in situ).
T0 Primärtumor nicht nachweisbar.
T1 Tumor auf eine Region beschränkt.
T2 Tumor mit Ausbreitung auf die angrenzende Region oder Lokalisation ohne Fixierung des Hemilarynx.
T3 Tumor mit Ausbreitung auf die angrenzende Region oder Lokalisation mit Fixierung des Hemilarynx.
T4 Tumor mit Ausbreitung auf Knochen, Knorpel oder Weichteilgewebe.
TX Die Minimalforderungen zur Bestimmung des Primärtumors können nicht erfüllt werden.

N — Regionäre Lymphknoten

N0 Kein Nachweis eines Befalls regionärer Lymphknoten.
N1 Nachweis des Befalls beweglicher homolateraler regionärer Lymphknoten.
N2 Nachweis des Befalls beweglicher kontralateraler oder bilateraler regionärer Lymphknoten.
N3 Nachweis des Befalls fixierter regionärer Lymphknoten.
NX Die Minimalforderungen zur Bestimmung der regionären Lymphknoten können nicht erfüllt werden.

M — Fernmetastasen

M0 Kein Nachweis von Fernmetastasen.
M1 Nachweis von Fernmetastasen.
MX Die Minimalforderungen zur Bestimmung des Vorhandenseins von Fernmetastasen können nicht erfüllt werden.

p.TNM — Postoperative histopathologische Klassifikation

pT — Primärtumor

Die pT-Kategorien entsprechen den T-Kategorien.

pN — Regionäre Lymphknoten

Die pN-Kategorien entsprechen den N-Kategorien.

pM — Fernmetastasen

Die pM-Kategorien entsprechen den M-Kategorien.

Stadieneinteilung

Stadium I	T1	N0	M0
Stadium II	T2	N0	M0
Stadium III	T3	N0	M0
	T1, T2, T3	N1	M0
Stadium IV	T4	N0, N1	M0
	Jedes T	N2, N3	M0
	Jedes T	Jedes N	M1

Zusammenfassung

Pharynx

	Oropharynx
T1	≦2 cm
T2	>2 cm—4 cm
T3	>4 cm
T4	Ausbreitung auf Knochen/Muskel usw.
	Nasopharynx
T1	Eine Region/positive Biopsie.
T2	Zwei Regionen.
T3	Ausbreitung auf Nase/Oropharynx
T4	Ausbreitung auf Schädel/Hirnnerven-Befall.
	Hypopharynx
T1	Eine Region.
T2	Ausbreitung auf angrenzende Region oder Lokalisation ohne Larynx-Fixierung.
T3	Larynx-Fixierung.
T4	Ausbreitung auf Knochen/Hals usw.
	Alle Regionen
N1	Homolateral beweglich.
N2	Kontra- oder bilateral beweglich.
N3	Fixiert.

Larynx (IKK-O 161.)

Klassifiziert 1972. Bestätigt 1978.
(Gebilligt von CNC, DSK, ICPR, JJC).

Regeln für die Klassifikation

Die Klassifikation gilt nur für das Karzinom. Die Erkrankung muß histologisch gesichert sein. Alle histologisch nicht bestätigten Fälle sind gesondert aufzuführen.
Die Minimalforderungen zur Bestimmung der T-, N- und M-Kategorien sind nachstehend angegeben. Wenn sie nicht erfüllt werden können, wird das mit TX, NX oder MX gekennzeichnet.
T-Kategorien: Klinische Untersuchung, Laryngoskopie und Röntgenuntersuchung.

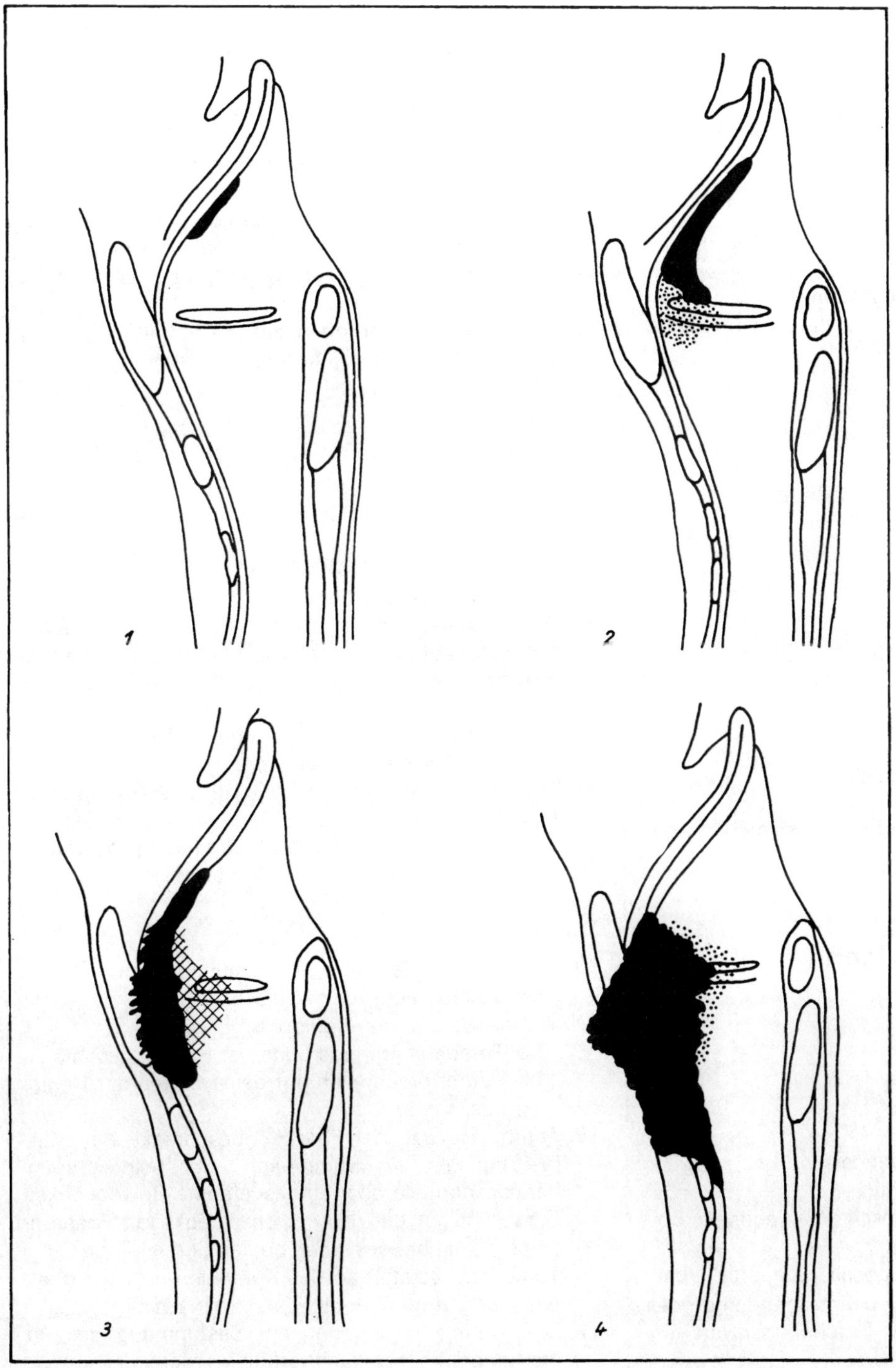

Abb. 3: Larynx (IKK-O 161.), S. 22.

1 = Krebs der laryngealen Epiglottis-Unterseite (IKK-O 161.1), S. 24, Tumor auf die Oberfläche beschränkt = T1 a.
2 = Tumor auf den Larynx beschränkt mit Ausbreitung auf ein oder beide Taschenbänder, normale oder eingeschränkte Beweglichkeit = T2.
3 = Larynxkarzinom (IKK-O 161.8), S. 24, auf den Larynx beschränkt mit Fixierung der Glottis und Zeichen tiefer Infiltration = T3.
4 = Tumor mit Ausbreitung über den Larynx hinaus = T4.

N-Kategorien: Klinische Untersuchung.
M-Kategorien: Klinische und Röntgenuntersuchung.

Anatomische Regionen und Tumorlokalisationen

1. Supraglottis (161.1)
   Epilarynx (einschließlich Marginalzone).
   a) Suprahyoidale (laryngeale) Epiglottis-Oberfläche (einschließlich Epiglottisspitze).
   b) Aryepiglottische Falte.
   c) Arytaenoid.
   Supraglottis ohne Epilarynx
   d) Infrahyoidale (laryngeale) Epiglottis-Unterseite.
   e) Taschenbänder (falsche Stimmbänder).
   f) Morgagnische Taschen.
2. Glottis (161.0)
   a) Stimmbänder.
   b) Vordere Kommissur.
   c) Hintere Kommissur.
3. Subglottis (161.2).

Regionäre Lymphknoten

Die regionären Lymphknoten sind die Halslymphknoten.

TNM — Prätherapeutische klinische Klassifikation

T — Primärtumor

Supraglottis

Tis Präinvasives Karzinom (Carcinoma in situ).
T0 Primärtumor nicht nachweisbar.
T1 Tumor ist auf die Region beschränkt; normale Beweglichkeit.
  T1 a Tumor ist auf die laryngeale Epiglottis-Oberfläche *oder* auf eine aryepiglottische Falte *oder* auf eine Morgagnische Tasche *oder* auf ein Taschenband beschränkt.
  T1 b Tumor befällt die Epiglottis und breitet sich auf die Morgagnischen Taschen oder Taschenbänder aus.
T2 Tumor ist auf die Supraglottis beschränkt mit Ausbreitung auf die angrenzende Lokalisation oder die angrenzenden Lokalisationen *oder* die Glottis ohne Fixierung.
T3 Tumor ist auf den Larynx beschränkt mit Fixierung *und/oder* andere Zeichen einer tiefen Infiltration.
T4 Tumor mit direkter Ausbreitung über den Larynx hinaus.
TX Die Minimalforderungen zur Bestimmung des Primärtumors können nicht erfüllt werden.

Glottis

Tis Präinvasives Karzinom (Carcinoma in situ).
T0 Primärtumor nicht nachweisbar.
T1 Tumor ist auf die Region beschränkt, normale Beweglichkeit.
  T1 a Tumor ist auf ein Stimmband beschränkt.
  T1 b Tumor befällt beide Stimmbänder.
T2 Tumor ist auf den Larynx beschränkt mit Ausbreitung entweder auf die Supraglottis *oder* die subglottischen Regionen, normale *oder* eingeschränkte Beweglichkeit.
T3 Tumor ist auf den Larynx beschränkt, Fixierung eines *oder* beider Stimmbänder.
T4 Tumor mit direkter Ausbreitung über den Larynx hinaus.
TX Die Minimalforderungen zur Bestimmung des Primärtumors können nicht erfüllt werden.

Subglottis

Tis Präinvasives Karzinom (Carcinoma in situ).
T0 Primärtumor nicht nachweisbar.
T1 Tumor ist auf die Region beschränkt.
  T1 a Tumor ist auf eine Seite der Region beschränkt.
  T1 b Tumor breitet sich auf beide Seiten der Region aus.
T2 Tumor ist auf den Larynx beschränkt mit Ausbreitung auf ein Stimmband *oder* beide Stimmbänder, normale oder eingeschränkte Beweglichkeit.
T3 Tumor ist auf den Larynx beschränkt mit Fixierung eines Stimmbandes *oder* beider Stimmbänder.
T4 Tumor mit Zerstörung des Knorpels *und/oder* direkter Ausbreitung über den Larynx hinaus.
TX Die Minimalforderungen zur Bestimmung des Primärtumors können nicht erfüllt werden.

N — Regionäre Lymphknoten

N0 Kein Nachweis eines Befalls regionärer Lymphknoten.
N1 Nachweis des Befalls beweglicher homolateraler regionärer Lymphknoten.
N2 Nachweis des Befalls beweglicher kontralateraler oder bilateraler regionärer Lymphknoten.
N3 Nachweis des Befalls fixierter regionärer Lymphknoten.
NX Die Minimalforderungen zur Bestimmung der regionären Lymphknoten können nicht erfüllt werden.

M — Fernmetastasen

M0 Kein Nachweis von Fernmetastasen.
M1 Nachweis von Fernmetastasen.
MX Die Minimalforderungen zur Bestimmung des Vorhandenseins von Fernmetastasen können nicht erfüllt werden.

p.TNM — Postoperative histopathologische Klassifikation

pT — Primärtumor

Die pT-Kategorien entsprechen den T-Kategorien.

pN — Regionäre Lymphknoten

Die pN-Kategorien entsprechen den N-Kategorien.

pM — Fernmetastasen

Die pM-Kategorien entsprechen den M-Kategorien.

Stadieneinteilung

Stadium I	T1	N0	M0
Stadium II	T2	N0	M0
Stadium III	T3	N0	M0
	T1, T2, T3	N1	M0
Stadium IV	T4	N0, N1	M0
	Jedes T	N2, N3	M0
	Jedes T	Jedes N	M1

Zusammenfassung

Larynx

	Glottis
T1	Beschränkt/beweglich. a) Ein Stimmband. b) Beide Stimmbänder.
T2	Ausbreitung auf Supra- oder Subglottis/beweglich.
T3	Fixierung eines Stimmbandes oder beider Stimmbänder.
T4	Ausbreitung über den Larynx hinaus.
	Supra- und Subglottis
T1	Beschränkt/beweglich.
T2	Ausbreitung auf Glottis/beweglich.
T3	Fixierung eines Stimmbandes oder beider Stimmbänder.
T4	Ausbreitung über den Larynx hinaus.
	Alle Regionen
N1	Homolateral beweglich.
N2	Kontra- oder bilateral beweglich.
N3	Fixiert.

Schilddrüse (IKK-O 193)

Klassifiziert 1978.
(Gebilligt von CNC, DSK, EORTC, ICPR, JJC).

Die Klassifikation beruht auf der Empfehlung der European Organisation for Research on Treatment of Cancer (EORTC).

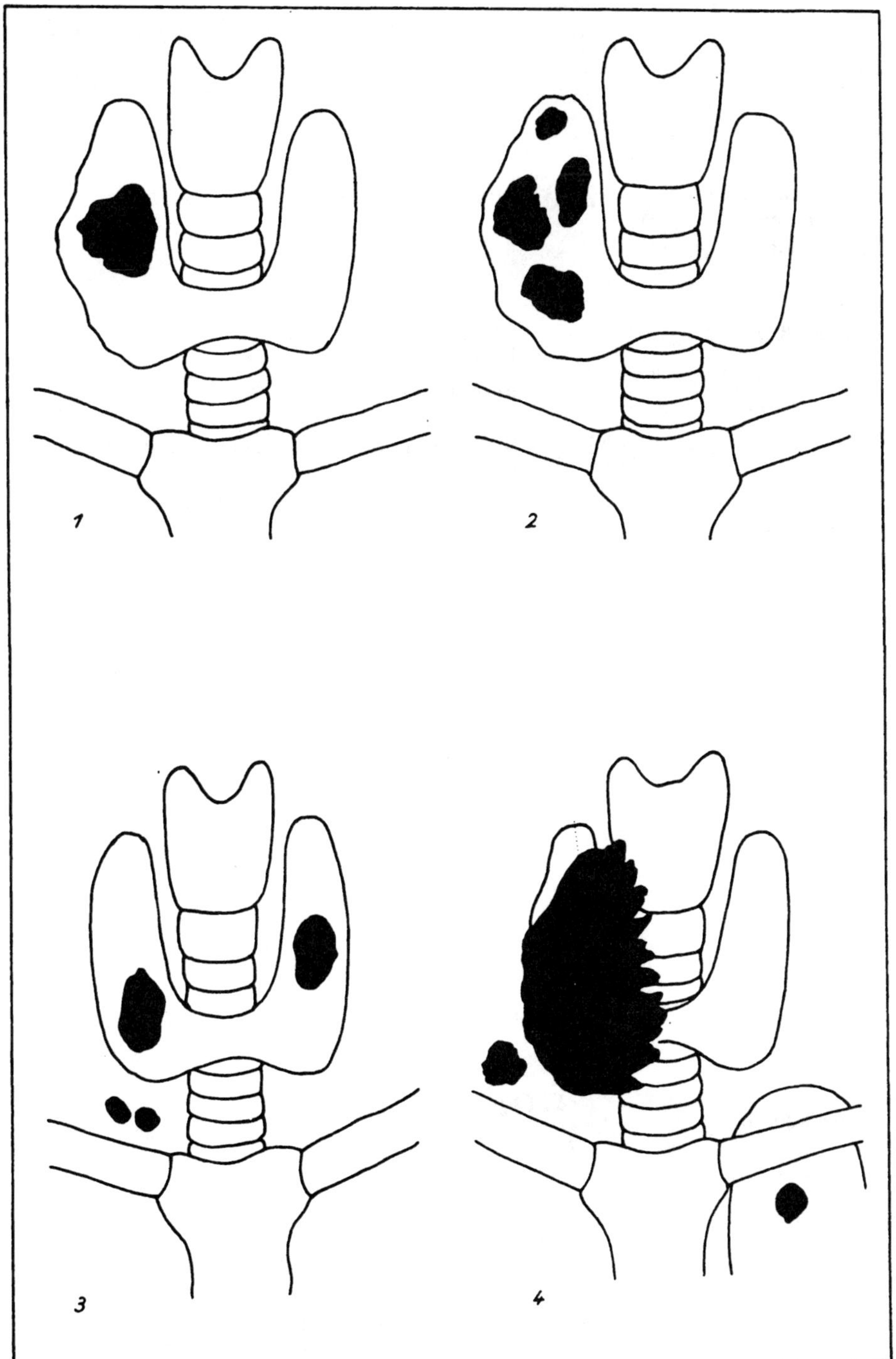

Abb. 4: Schilddrüse (IKK-O 193), S. 25.

1 = Schilddrüsenkarzinom, S. 27, Solitärer Knoten in einem Lappen = T1.
2 = Multiple Knoten in einem Lappen = T2.
3 = Bilaterale Knoten, Befall beweglicher regionärer homolateraler Lymphknoten (LK) = T3 N1.
4 = Ausbreitung über die Kapsel hinaus, Befall fixierter regionärer LK, Lungenmetastase = T4 N3 M1 (PUL).

Regeln für die Klassifikation

Die Erkrankung muß histologisch gesichert sein, damit die Fälle nach dem histologischen Typ eingeteilt werden können. Alle histologisch nicht bestätigten Fälle sind gesondert aufzuführen. Die Minimalforderungen zur Bestimmung der T-, N- und M-Kategorien sind nachstehend angegeben. Wenn sie nicht erfüllt werden können, wird das mit TX, NX oder MX gekennzeichnet.

T-Kategorien: Klinische, röntgenologische, endoskopische und szintigraphische Untersuchung. Zusätzliche Methoden können angewandt werden, wenn sie die Genauigkeit der Bestimmung steigern.

N-Kategorien: Klinische und röntgenologische Untersuchung.

M-Kategorien: Klinische, röntgenologische und szintigraphische Untersuchung.

Regionäre Lymphknoten

Die regionären Lymphknoten sind die jugulären Lymphknoten, die tracheo-ösophagealen Lymphknoten beiderseits, die oberen vorderen mediastinalen Lymphknoten, die den Schildknorpel überlagernden Lymphknoten und die retropharyngealen Lymphknoten.

TNM — Prätherapeutische klinische Klassifikation

T — Primärtumor

Tis Präinvasives Karzinom (Carcinoma in situ).
T0 Primärtumor nicht nachweisbar.
T1 Solitärer Knoten in einem Lappen mit oder ohne Drüsendeformation und ohne Einschränkung der Beweglichkeit.
T2 Multiple Knoten in einem Lappen mit oder ohne Drüsendeformation und ohne Einschränkung der Beweglichkeit.
T3 Bilateraler Tumor mit oder ohne Drüsendeformation und ohne Einschränkung der Beweglichkeit *oder* solitärer Knoten im Isthmus.
T4 Tumor mit Ausbreitung über die Kapsel hinaus.
TX Die Minimalforderungen zur Bestimmung des Primärtumors können nicht erfüllt werden.

N — Regionäre Lymphknoten

N0 Kein Nachweis eines Befalls regionärer Lymphknoten.
N1 Nachweis des Befalls beweglicher homolateraler regionärer Lymphknoten.
N2 Nachweis des Befalls beweglicher kontralateraler, in der Mittellinie gelegener oder bilateraler regionärer Lymphknoten.
N3 Nachweis des Befalls fixierter regionärer Lymphknoten.
NX Die Minimalforderungen zur Bestimmung der regionären Lymphknoten können nicht erfüllt werden.

M — Fernmetastasen

M0 Kein Nachweis von Fernmetastasen.
M1 Nachweis von Fernmetastasen.
MX Die Minimalforderungen zur Bestimmung des Vorhandenseins von Fernmetastasen können nicht erfüllt werden.

p.TNM — Postoperative histopathologische Klassifikation

pT — Primärtumor

pTis Präinvasives Karzinom (Carcinoma in situ).
pT0 Kein Nachweis von Tumor im untersuchten Gewebe.
pT1 Solitärtumor mit 1 cm Durchmesser oder kleiner, keine Ausbreitung über die Schilddrüsenkapsel hinaus.

pT2 Solitärtumor mit Durchmesser von mehr als 1 cm, keine Ausbreitung über die Schilddrüsenkapsel hinaus.

pT3 Multiple Tumoren (uni- oder bilateral) *und/oder* Tumor im Isthmus, keine Ausbreitung über die Schilddrüsenkapsel hinaus.

pT4 Tumor mit Ausbreitung über die Schilddrüsenkapsel hinaus.

pTX Ausmaß der Ausbreitung kann nicht bestimmt werden.

pN — Regionäre Lymphknoten

Die pN-Kategorien entsprechen den N-Kategorien.

pM — Fernmetastasen

Die pM-Kategorien entsprechen den M-Kategorien.

Stadieneinteilung

Eine Stadieneinteilung wird gegenwärtig nicht empfohlen.

Zusammenfassung

Schilddrüse	
T1	Unilateral/Solitärtumor.
T2	Unilateral/multiple Tumoren.
T3	Bilateral/Tumor im Isthmus.
T4	Ausbreitung über die Kapsel hinaus.
N1	Homolateral beweglich.
N2	Kontralateral, in der Mittellinie gelegen oder bilateral beweglich.
N3	Fixiert.

Lunge (IKK-O 162.)

Klassifiziert 1973. Bestätigt 1978.
(Gebilligt von CNC, DSK, ICPR, JJC).

Die Klassifikation ersetzt die ursprünglich 1968 von der UICC veröffentlichte. Sie beruht auf den Ergebnissen von zwei Untersuchungen: einer von dem AJC durchgeführten retrospektiven Studie und einer von dem JJC durchgeführten prospektiven Studie. Sie hat die Billigung der oben angegebenen Organisationen und wird für die nächsten zehn Jahre unverändert bleiben (siehe Vorwort, S. 7).

Die Region wird nach der folgenden Gliederung beschrieben:
Regeln für die Klassifikation mit den Minimalforderungen zur Bestimmung der T-, N- und M-Kategorien. Zusätzliche Methoden können angewandt werden, wenn sie die Genauigkeit der Bewertung bis zum Zeitpunkt der Entscheidung über die endgültige Therapie steigern. Das muß jedoch festgehalten werden.
Anatomische Tumorlokalisationen.
Definition der regionären Lymphknoten.
TNM — Prätherapeutische klinische Stadienklassifikation (siehe Einführung: Allgemeine Regeln, S. 11).
p.TNM — Postoperative histopathologische Klassifikation (siehe Einführung: Allgemeine Regeln, S. 12).
Stadieneinteilung.
Kurze Zusammenfassung.

Regeln für die Klassifikation

Die Klassifikation gilt nur für das Karzinom. Die Erkrankung muß histologisch gesichert sein, damit die Fälle nach dem histologischen Typ eingeteilt werden können. Alle histologisch nicht bestätigten Fälle sind gesondert aufzuführen.
Es ist zulässig, Informationen zur klinischen Stadienklassifikation zu verwenden, die vor der Entscheidung über die endgültige Behandlung aus dem explorativen operativen Eingriff gewonnen wurden. Das muß jedoch festgehalten werden.
Die Minimalforderungen zur Bestimmung der T-, N- und M-Kategorien sind nachstehend angegeben. Wenn sie nicht erfüllt werden können, wird das mit TX, NX oder MX gekennzeichnet.

T-Kategorien: Klinische, röntgenologische und endoskopische Untersuchung.

N-Kategorien: Klinische, röntgenologische und endoskopische Untersuchung.

M-Kategorien: Klinische und röntgenologische Untersuchung.

Zusätzliche Bezeichnungen
Wenn angemessen, können das y-Symbol, das r-Symbol und die C-Faktor-Kategorie der Klassifikation einer Tumorlokalisation hinzugefügt werden (siehe Einführung: Allgemeine Regeln, S. 12).

Anatomische Tumorlokalisationen

1.	Trachea	162.0
2.	Hauptbronchus, Carina tracheae	162.2
3.	Oberlappen	162.3
4.	Mittellappen	162.4
5.	Unterlappen	162.5

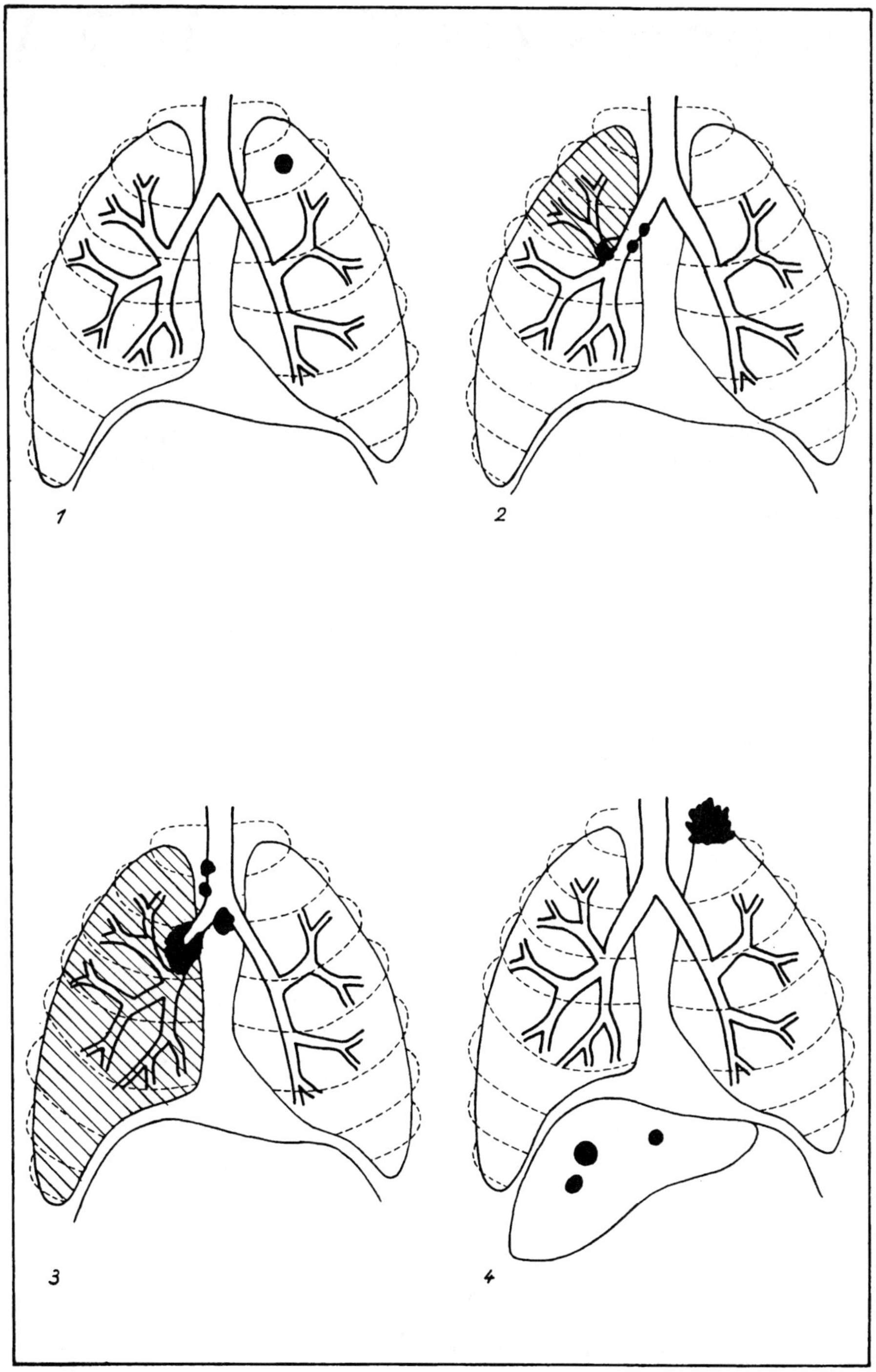

Abb. 5: Lunge (IKK-O 162.), S. 29.

1 = Bronchialkarzinom linker Oberlappen (IKK-O 162.3), S. 31 Isolierter Rundherd bis 3 cm Durchmesser = T1.

2 = Tumor irgendeiner Größe mit Obstruktionspneumonie des rechten Oberlappens, Befall peribronchialer Lymphknoten (LK) = T2 N1.

3 = Tumor rechter Hauptbronchus (IKK-O 162.2), weniger als 2 cm von der Karina entfernt mit oder ohne Atelektase der ganzen Lunge, Befall mediastinaler LK = T3 N2.

4 = Pancoasttumor, Lebermetastasen = T3 M1 (HEP).

Regionäre Lymphknoten

Die regionären Lymphknoten sind die intrathorakalen Lymphknoten.

TNM — Prätherapeutische klinische Klassifikation

T — Primärtumor

Tis Präinvasives Karzinom (Carcinoma in situ).
T0 Primärtumor nicht nachweisbar.
T1 Tumor mit größtem Durchmesser von 3 cm oder weniger, umgeben von Lungengewebe oder der Pleura visceralis und ohne Nachweis einer proximalen Ausbreitung auf den Lappenbronchus bei der Bronchoskopie.
T2 Tumor mit mehr als 3 cm im größten Durchmesser *oder* Tumor irgendeiner Größe, der sich mit seiner Begleitatelektase oder Obstruktionspneumonie auf die Hilusregion ausbreitet.
Bei der Bronchoskopie muß das proximale Ausmaß des sichtbaren Tumors mindestens 2 cm von der Carina tracheae entfernt sein. Die begleitende Atelektase oder Obstruktionspneumonie muß weniger als einen Lungenflügel befallen, und es darf kein Pleuraerguß vorliegen.
T3 Tumor irgendeiner Größe mit direkter Ausbreitung auf angrenzende Strukturen, wie Brustwand, Zwerchfell oder Mediastinum und seine Bestandteile, *oder* der Tumor ist bei der Bronchoskopie weniger als 2 cm distal von der Carina entfernt *oder* Tumor mit einer Atelektase oder Obstruktionspneumonie der ganzen Lunge *oder* Pleuraerguß.
TX Jeder Tumor, der nicht bestimmt werden kann *oder* Tumornachweis durch maligne Zellen im Bronchopulmonal-Sekret, jedoch Tumor röntgenologisch oder bronchoskopisch nicht sichtbar.

N — Regionäre Lymphknoten

N0 Kein Nachweis eines Befalls regionärer Lymphknoten.
N1 Nachweis des Befalls peribronchialer *und/oder* homolateraler Hiluslymphknoten einschließlich der direkten Ausbreitung des Primärtumors (auf den Hilus).
N2 Nachweis des Befalls der Mediastinallymphknoten.
NX Die Minimalforderungen zur Bestimmung der regionären Lymphknoten können nicht erfüllt werden.

M — Fernmetastasen

M0 Kein Nachweis von Fernmetastasen.
M1 Nachweis von Fernmetastasen.
MX Die Minimalforderungen zur Bestimmung des Vorhandenseins von Fernmetastasen können nicht erfüllt werden.

Die Kategorie M1 kann entsprechend der nachstehenden Bezeichnung unterteilt werden:

Lunge („Pulmonary")	PUL
Knochen („Osseous")	OSS
Leber („Hepatic")	HEP
Gehirn („Brain")	BRA
Lymphknoten	LYM
Knochenmark („Bone marrow")	MAR
Pleura	PLE
Haut („Skin")	SKI
Augen („Eye")	EYE
Andere („Other")	OTH

p.TNM — Postoperative histopathologische Klassifikation

pT — Primärtumor

Die pT-Kategorien entsprechen den T-Kategorien.

G — Histopathologischer Malignitätsgrad

G1 Hochdifferenziert.
G2 Mittelgradig differenziert.
G3 Wenig *oder* undifferenziert.
GX Differenzierungsgrad kann nicht bestimmt werden.

pN — Regionäre Lymphknoten

Die pN-Kategorien entsprechen den N-Kategorien.

pM — Fernmetastasen

Die pM-Kategorien entsprechen den M-Kategorien.

Stadieneinteilung

Okkulter Krebs	TX	N0	M0
Stadium I a	T1	N0	M0
	T2	N0	M0
Stadium I b	T1	N1	M0
Stadium II	T2	N1	M0
Stadium III	T3	N0, N1	M0
	Jedes T	N2	M0
Stadium IV	Jedes T	Jedes N	M1

Zusammenfassung

Lunge	
TX	Positive Zytologie.
T1	<3 cm/keine Invasion.
T2	>3 cm/Ausbreitung auf Hilusregion.
T3	Massive Ausbreitung/Erguß/Atelektase.
N1	Hiluslymphknoten.
N2	Mediastinallymphknoten.

Brustdrüse (IKK-O 174.)

Klassifiziert 1972. Bestätigt 1978.
(Gebilligt von CNC, DSK, ICPR, JJC).

Die Klassifikation der Brustdrüse war die erste TNM-Klassifikation, die von der UICC vorgeschlagen und 1954 veröffentlicht wurde. Sie erfuhr allgemeine Billigung, wurde aber 1972 nach einer Beratung mit dem AJC abgeändert. Allgemeine Anerkennung fand, daß die Größe (Durchmesser) des Primärtumors von größerer prognostischer Bedeutung ist als sein lokales Ausmaß; man einigte sich, daß geringfügige Hautveränderungen nicht die Klassifikation von T1, T2 oder T3 beeinflussen sollten und daß die Ausbreitung auf die Pectoralisfascie oder den Pectoralismuskel als eine Unterkategorie der genannten Kategorien registriert wird. Die Größenbestimmung mit der Mammographie ist genauer als mit dem Meßzirkel und ist annähernd gleich der pathologischen Größe. Der Größenbestimmung mit der Mammographie ist deshalb der Vorzug zu geben, aber Zentren ohne diese Möglichkeit sollten die mit dem Meßzirkel gewonnenen Maße aufzeichnen.
Die Klassifikation hat die Billigung der oben genannten Organisationen und wird zumindest für die nächsten zehn Jahre unverändert bleiben (siehe Vorwort, S. 7).

Die Region wird nach der folgenden Gliederung beschrieben:

Regeln für die Klassifikation mit den Minimalforderungen zur Bestimmung der T-, N- und M-Kategorien. Zusätzliche Methoden können angewandt werden, wenn sie die Genauigkeit der Bewertung zum Zeitpunkt der Entscheidung über die endgültige Behandlung steigern. Das muß jedoch festgehalten werden.
Anatomische Tumorlokalisationen.
Definitionen der regionären Lymphknoten.
TNM — Prätherapeutische klinische Klassifikation (siehe Einführung: Allgemeine Regeln, Seite 11).
p.TNM — Postoperative histopathologische Klassifikation (siehe Einführung: Allgemeine Regeln, S. 12).
Stadieneinteilung.
Kurze Zusammenfassung.

Regeln für die Klassifikation

Die Klassifikation gilt nur für das Karzinom. Die Erkrankung muß histologisch gesichert sein. Alle histologisch nicht bestätigten Fälle sind gesondert aufzuführen.
Die anatomische Lokalisation des Ursprungs des Tumors soll aufgezeichnet werden, wird aber bei der Klassifikation nicht berücksichtigt.
Liegen gleichzeitig multiple Tumoren vor, soll der Tumor mit der höchsten T-Kategorie festgestellt werden.
Die Minimalforderungen zur Bestimmung der T-, N- und M-Kategorien sind nachstehend angegeben.
T-Kategorien: Klinische Untersuchung. Mammographie und ähnliche diagnostische Verfahren sind zugelassen, aber nicht vorgeschrieben. Der Mammographie sollte der Vorzug gegenüber der Messung mit dem Meßzirkel gegeben werden; die Methode muß festgehalten werden.
N-Kategorien: Klinische Untersuchung.
M-Kategorien: Klinische und röntgenologische Untersuchung.

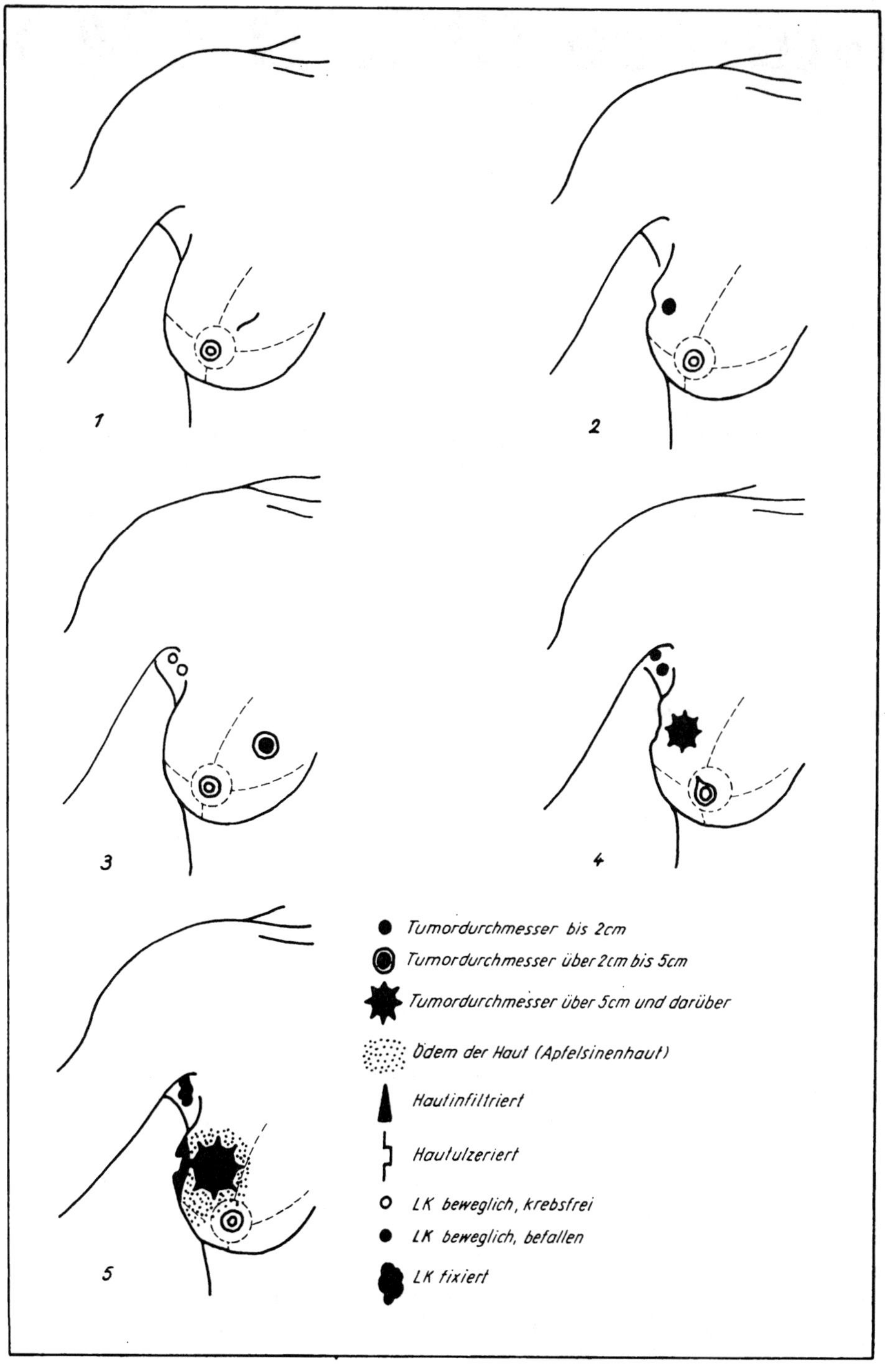

Abb. 6: Brustdrüse (IKK-O 174.), S. 33.

1 = Mammakarzinom, nicht infiltrierendes intraduktales Karzinom im oberen inneren Quadranten (IKK-O 174.2), S. 35 = TiS.
2 = Tumor bis 2 cm Durchmesser im oberen äußeren Quadranten (IKK-O 174.4) ohne Fixierung an Pektoralis-Fascie oder -Muskel = T1 a.
3 = Tumor über 2 bis 4 cm Durchmesser ohne Fixierung an Pektoralis-Fascie oder -Muskel, bewegliche homolaterale axilläre krebsfrei erachtete Lymphknoten (LK) = T2 a N1 a.
4 = Tumor über 5 cm Durchmesser mit Fixierung an Pektoralis-Fascie oder -Muskel, bewegliche homolaterale axilläre krebsbefallen erachtete LK = T3 b N1 b.
5 = Tumor irgendeiner Größe mit direkter Ausbreitung auf Brustwand, auf die Brustdrüsenhaut, Ödem (Apfelsinenhaut) und/oder Infiltration und/oder Ulzeration, homolaterale untereinander fixierte axilläre krebsbefallen erachtete LK = T4 c N2.

Anmerkung: Die in der ersten Ausgabe 1968 die Klassifikation mitbestimmende unvollständige Hautfixierung wie z. B. Retraktion oder Kräuselung — wie in den Skizzen 2 und 4 angedeutet — bleibt jetzt unberücksichtigt, S. 35.

Zusätzliche Bezeichnungen
Wenn angemessen, können das y-Symbol, das r-Symbol und die C-Faktor-Kategorie der Klassifikation einer Tumorlokalisation hinzugefügt werden (siehe Einführung: Allgemeine Regeln, S. 12).

Anatomische Tumorlokalisationen

1. Mamille	174.0
2. Zentraler Anteil	174.1
3. Oberer innerer Quadrant	174.2
4. Unterer innerer Quadrant	174.3
5. Oberer äußerer Quadrant	174.4
6. Unterer äußerer Quadrant	174.5
7. Axillärer Fortsatz	174.6

Regionäre Lymphknoten

Die regionären Lymphknoten sind die Achsellymphknoten, die infraklavikulären und die supraklavikulären Lymphknoten.

TNM — Prätherapeutische klinische Klassifikation

T — Primärtumor

Tis Präinvasives Karzinom (Carcinoma in situ), nichtinfiltrierendes intraduktales Karzinom oder Morbus Paget der Mamille ohne nachweisbaren Tumor.

Anmerkung: Morbus Paget mit einem nachweisbaren Tumor wird entsprechend der Größe der Geschwulst klassifiziert.

T0 Primärtumor nicht nachweisbar.

Anmerkung: Fältelung der Haut, Retraktion der Mamille oder irgendwelche anderen Hautzeichen außer denen in T4b können in T1, T2 oder T3 vorkommen, beeinflussen aber nicht die Klassifikation.

T1 Tumor mit größtem Durchmesser von 2 cm oder weniger.
- T1 a Ohne Fixierung an der darunter liegenden Pectoralis-Fascie *und/oder* dem -Muskel.
- T1 b Mit Fixierung an der darunter liegenden Pectoralis-Fascie *und/oder* dem -Muskel.

T2 Tumor mit größtem Durchmesser von mehr als 2 cm, aber nicht mehr als 5 cm.
- T2 a Ohne Fixierung an der darunter liegenden Pectoralis-Fascie *und/oder* dem -Muskel.
- T2 b Mit Fixierung an der darunter liegenden Pectoralis-Fascie *und/oder* dem -Muskel.

T3 Tumor mit größtem Durchmesser von mehr als 5 cm.
- T3 a Ohne Fixierung an der darunter liegenden Pectoralis-Fascie *und/oder* dem -Muskel.
- T3 b Mit Fixierung an der darunter liegenden Pectoralis-Fascie *und/oder* dem -Muskel.

T4 Tumor irgendeiner Größe mit direkter Ausbreitung auf die Brustwand oder Haut.

Anmerkung: Die Brustwand schließt die Rippen, die Interkostal-Muskulatur und den M. serratus anterior, aber nicht den M. pectoralis ein.

- T4 a Mit Fixierung an der Brustwand.
- T4 b Mit Ödem, Infiltration oder Ulzeration der Brustdrüsenhaut (einschließlich Apfelsinenhaut) oder Satellitenknoten nur im Bereich der gleichen Brustdrüse.
- T4 c Kombination von T4 a und T4 b.

Anmerkung: Fälle mit inflammatorischem Karzinom sind als gesonderte Gruppe aufzuführen.

TX Die Minimalforderungen zur Bestimmung des Primärtumors können nicht erfüllt werden.

N — Regionäre Lymphknoten

N0 Keine tastbaren homolateralen Achsellymphknoten.

N1 Bewegliche homolaterale Achsellymphknoten.
- N1 a Lymphknoten werden als krebsfrei angesehen.
- N1 b Lymphknoten werden als krebsbefallen angesehen.

N2 Homolaterale Achsellymphknoten sind untereinander *oder* an andere Strukturen fixiert und werden als krebsbefallen angesehen.

N3 Homolaterale supraklavikuläre oder infraklavikuläre Lymphknoten werden als krebsbefallen angesehen *oder* Armödem.

Anmerkung: Armödem kann durch Obstruktion der Lymphgefäße verursacht sein; Lymphknoten müssen dabei nicht tastbar sein.

NX Die Minimalforderungen zur Bestimmung der regionären Lymphknoten können nicht erfüllt werden.

M — Fernmetastasen

M0 Kein Nachweis von Fernmetastasen.
M1 Nachweis von Fernmetastasen.
MX Die Minimalforderungen zur Bestimmung des Vorhandenseins von Fernmetastasen können nicht erfüllt werden.

Die Kategorie M1 kann entsprechend der nachstehenden Bezeichnung unterteilt werden:

Lunge („Pulmonary")	PUL
Knochen („Osseous")	OSS
Leber („Hepatic")	HEP
Gehirn („Brain")	BRA
Lymphknoten	LYM
Knochenmark („Bone marrow")	MAR
Pleura	PLE
Haut („Skin")	SKI
Augen („Eye")	EYE
Andere („Other")	OTH

p.TNM — Postoperative histopathologische Klassifikation

pT — Primärtumor

pTis Präinvasives Karzinom (Carcinoma in situ).
pT0 Kein Nachweis von Tumor im histologisch untersuchten Gewebe.
pT1 a, pT1 b entsprechen T1 a, T1 b und werden unterteilt in
- a) Tumor mit größtem Durchmesser von 0,5 cm oder weniger,
- b) Tumor mit größtem Durchmesser von mehr als 0,5 cm, aber nicht mehr als 1 cm,
- c) Tumor mit größtem Durchmesser von mehr als 1 cm, aber nicht mehr als 2 cm.

pT2 a, pT2 b entsprechen T2 a, T2 b.
pT3 a, pT3 b entsprechen T3 a, T3 b.
pT4 a, pT4 b, pT4 c entsprechen T4 a, T4 b, T4 c.
pTX Das Ausmaß der Invasion kann nicht bestimmt werden.

G — Histopathologischer Malignitätsgrad

G1 Hochdifferenziert.
G2 Mittelgradig differenziert.
G3 Wenig *oder* undifferenziert.
GX Differenzierungsgrad kann nicht bestimmt werden.

pN — Regionäre Lymphknoten

pN0 Kein Nachweis einer Invasion regionärer Lymphknoten.
pN1 Nachweis der Invasion von beweglichen homolateralen Achsellymphknoten.
- pN1 a Mikrometastasierung, Metastasengröße von 0,2 cm oder weniger in einem oder mehreren Lymphknoten.
- pN1 b Makrometastasierung in einem oder mehreren Lymphknoten.
  - a) Metastase größer als 0,2 cm in ein bis drei Lymphknoten (Lymphknotengröße unter 2 cm).
  - b) Metastase größer als 0,2 cm in vier oder mehr Lymphknoten (Lymphknotengröße unter 2 cm).
  - c) Metastase breitet sich über die Kapsel des Lymphknotens hinaus aus (Lymphknotengröße unter 2 cm).
  - d) Positive Lymphknoten von 2 cm Größe und mehr.

pN2 Nachweis der Invasion homolateraler Achsellymphknoten, die aneinander *oder* an andere Strukturen fixiert sind.
pN3 Nachweis der Invasion homolateraler supraklavikulärer oder infraklavikulärer Lymphknoten.

Anmerkung: Nachweis der Invasion homolateraler parasternaler Lymphknoten kann der pN3-Kategorie zugeordnet werden. Das muß jedoch festgehalten werden.

pNX Das Ausmaß der Invasion kann nicht bestimmt werden.

pM — Fernmetastasen

Die pM-Kategorien entsprechen den M-Kategorien.

Stadieneinteilung

Stadium I	T1 a, T1 b	N0, N1 a	M0
Stadium II	T1 a, T1 b	N1 b	M0
	T2 a, T2 b	N0, N1 a	M0
	T2 a, T2 b	N1 b	M0
Stadium III a	T3 a, T3 b	N0, N1	M0
	T1 a, b, T2 a, b, T3 a, b	N2	M0
Stadium III b	T1 a, b, T2 a, b, T3 a, b	N3	M0
	T4 a, b, c	Jedes N	M0
Stadium IV	Jedes T	Jedes N	M1

Zusammenfassung

Brustdrüse

T1	≦2 cm	a) ohne Fixierung an Faszie/Muskel.
T2	>2 cm — 5 cm	b) mit Fixierung an Faszie/Muskel.
T3	>5 cm	
T4	Ausbreitung auf Brustwand/Haut.	
		a) Brustwand.
		b) Ödem/Infiltration oder Ulzeration der Haut.
		c) Beides.
N1	Bewegliche Achsellymphknoten.	
		a) werden als krebsfrei angesehen.
		b) werden als krebsbefallen angesehen.
N2	Fixierte Achsellymphknoten.	
N3	Supraklavikuläre Lymphknoten/Armödem.	

Tumoren des Verdauungskanals

Einführende Bemerkungen

Der Verdauungskanal umfaßt nachstehende Regionen. Die entsprechende IKK-O-Topographie-Kennziffer ist angegeben:

Ösophagus	IKK-O 150.
Magen	IKK-O 151.
Kolon	IKK-O 153.
Rektum	IKK-O 154.
Analkanal	IKK-O 154.2
After	IKK-O 173.5

Die Tumoren des Verdauungskanals wurden zwischen 1966 und 1973 klassifiziert. Alle Klassifikationen wurden etwas verändert. Die jetzt veröffentlichten Klassifikationen wurden von den bei jeder Tumorlokalisation angegebenen Organisationen gebilligt und werden zumindest für die nächsten zehn Jahre unverändert bleiben (siehe Vorwort, S. 7). Die Klassifikationen für den Ösophagus, den Magen, das Kolon und das Rektum beruhen auf statistischen Untersuchungen, die zum größten Teil vom American Joint Committee und dem Japanese Joint Committee unternommen wurden; zwischen ihnen und der UICC wurde Einvernehmen erzielt. Die Klassifikationen für den Analkanal und den After sind als provisorisch anzusehen.

Jede Tumorlokalisation wird nach folgender Gliederung beschrieben:

Regeln für die Klassifikation mit den Minimalforderungen zur Bestimmung der T-, N- und M-Kategorien. Zusätzliche Methoden können angewandt werden, wenn sie die Genauigkeit der Bewertung zum Zeitpunkt der Entscheidung über die endgültige Behandlung steigern. Das muß jedoch festgehalten werden.
Anatomische Regionen und Tumorlokalisationen, wenn zutreffend. Definition der regionären und, wenn zutreffend, der iuxta-regionären Lymphknoten.
TNM — Prätherapeutische klinische Stadienklassifikation (siehe Einführung: Allgemeine Regeln, S. 11).
p.TNM — Postoperative histopathologische Klassifikation (siehe Einführung: Allgemeine Regeln, S. 12).
Stadieneinteilung, wenn anwendbar.
Kurze Zusammenfassung.

Fernmetastasen
Für alle Regionen können die Kategorien M1 und pM1 entsprechend der nachstehenden Bezeichnung unterteilt werden:

Lunge („Pulmonary")	PUL
Knochen („Osseous")	OSS
Leber („Hepatic")	HEP
Gehirn („Brain")	BRA
Lymphknoten	LYM
Knochenmark („Bone marrow")	MAR
Pleura	PLE
Haut („Skin")	SKI
Augen („Eye")	EYE
Andere („Other")	OTH

Zusätzliche Bezeichnungen
Wenn angemessen, können das y-Symbol das r-Symbol und die C-Faktor-Kategorie der Klassifikation einer Region oder Tumorlokalisation hinzugefügt werden (siehe Einführung: Allgemeine Regeln, S. 12).

Ösophagus (IKK-O 150.)

Klassifiziert 1973. Bestätigt 1978.
(Gebilligt von CNC, DSK, ICPR, JJC).

Die Klassifikation beruht auf den Ergebnissen einer retrospektiven Untersuchung des AJC.

Regeln für die Klassifikation

Die Klassifikation gilt nur für das Karzinom. Die Erkrankung muß histologisch gesichert sein. Alle histologisch nicht bestätigten Fälle sind gesondert aufzuführen.
Es ist zulässig, Informationen zur klinischen Stadienklassifikation zu verwenden, die vor der Entscheidung über die endgültige Behandlung aus dem explorativen operativen Eingriff gewonnen wurden. Das muß jedoch festgehalten werden.
Die Minimalforderungen zur Bestimmung der T-, N- und M-Kategorien sind nachstehend angegeben. Wenn sie nicht erfüllt werden können, wird das mit TX, NX oder MX gekennzeichnet.
T-Kategorien: Klinische, röntgenologische und endoskopische Untersuchung (einschließlich Bronchoskopie).
N-Kategorien: Klinische, röntgenologische und endoskopische Untersuchung.
M-Kategorien: Klinische und röntgenologische Untersuchung.

Anatomische Regionen und Tumorlokalisationen

Anmerkung der Übersetzer: Zwei Subklassifikationen stehen zur Auswahl (9. Revision der IKK 1975).
150.0—150.2 nach der anatomischen Beschreibung und 150.3—150.5 nach dem Drittel.

1. Zervikaler Teil (150.0).
   Er beginnt am pharyngo-ösophagealen Übergang und endet an der oberen Thoraxapertur, ungefähr 18 cm von der oberen Schneidezahnreihe entfernt.
2. Thorakaler Teil (ohne die Region 3) (150.1).
   a) Der obere thorakale Teil (unvollständiges oberes Drittel) (150.3) erstreckt sich von der oberen Thoraxapertur bis zum unteren Rand des sechsten Brustwirbelkörpers, ungefähr 26 cm von der oberen Schneidezahnreihe entfernt.
   b) Der mittlere thorakale Teil (mittleres Drittel) (150.4) erstreckt sich vom unteren Rand des sechsten Brustwirbelkörpers bis zum unteren Rand des achten Brustwirbelkörpers, ungefähr 31 cm von der oberen Schneidezahnreihe entfernt.
3. Unterer Ösophagus (unteres Drittel) (150.5).
   Dieser Abschnitt ist 10 cm lang, beginnt am unteren Rand des achten Brustwirbelkörpers und endet an der Kardiamündung, ungefähr 40 cm von der oberen Schneidezahnreihe entfernt.

Regionäre Lymphknoten

Die regionären Lymphknoten sind:
Zervikaler Teil: Die Halslymphknoten einschließlich der supraklavikulären Lymphknoten.
Thorakaler Teil: Die mediastinalen Lymphknoten.

TNM — Prätherapeutische klinische Klassifikation

T — Primärtumor

Zervikaler und thorakaler Teil
Tis Präinvasives Karzinom (Carcinoma in situ).
T0 Primärtumor nicht nachweisbar.
T1 Tumor befällt den Ösophagus in einer Länge von 5 cm oder weniger, bewirkt keine Passagebehinderung, kein Befall des gesamten Ösophagusumfangs,

kein Nachweis einer Ausbreitung über den Ösophagus hinaus.

T2 Tumor befällt den Ösophagus in einer Länge von mehr als 5 cm, kein Nachweis einer Ausbreitung über den Ösophagus hinaus, *oder* Tumor irgendeiner Größe mit Passagebehinderung und/oder vollständiger Befall des gesamten Ösophagusumfangs und ohne Nachweis einer Ausbreitung über den Ösophagus hinaus.

T3 Tumor mit Nachweis extraösophagealer Ausbreitung.

TX Die Minimalforderungen zur Bestimmung des Primärtumors können nicht erfüllt werden.

Anmerkung: Als *Passagebehinderung* gilt der röntgenologische Nachweis einer deutlich behinderten Durchgängigkeit von flüssigem Kontrastmittel in Tumorhöhe oder der endoskopische Nachweis einer Obstruktion des Ösophagus.

Als Zeichen einer *extraösophagealen Ausbreitung* werden nachstehende klinische, röntgenologische oder endoskopische Befunde angesehen:

1. Befall des Nervus recurrens, N. phrenicus oder N. sympathicus.
2. Fistelbildung.
3. Befall des Tracheal- oder Bronchialbaumes.
4. Obstruktion der Vena cava oder Vena azygos.
5. Maligner Erguß.

Eine Verbreiterung des Mediastinums allein ist noch kein Zeichen für eine extraösophageale Ausbreitung.

N — Regionäre Lymphknoten

Zervikaler Teil

N0 Kein Nachweis eines Befalls regionärer Lymphknoten.

N1 Nachweis des Befalls beweglicher unilateraler regionärer Lymphknoten.

N2 Nachweis des Befalls beweglicher bilateraler regionärer Lymphknoten.

N3 Nachweis des Befalls fixierter regionärer Lymphknoten.

NX Die Minimalforderungen zur Bestimmung der regionären Lymphknoten können nicht erfüllt werden.

Thorakaler Teil

N0 Kein Nachweis eines Befalls regionärer Lymphknoten bei einem explorativen operativen Eingriff *oder* bei der Mediastinoskopie.

N1 Nachweis des Befalls regionärer Lymphknoten bei einem explorativen operativen Eingriff *oder* bei der Mediastinoskopie.

NX Es ist nicht möglich, die regionären Lymphknoten zu bestimmen (z. B. kein explorativer operativer Eingriff).

M — Fernmetastasen

M0 Kein Nachweis von Fernmetastasen.

M1 Nachweis von Fernmetastasen.

MX Die Minimalforderungen zur Bestimmung des Vorhandenseins von Fernmetastasen können nicht erfüllt werden.

p.TNM — Postoperative histopathologische Klassifikation

pT — Primärtumor

pTis Präinvasives Karzinom (Carcinoma in situ).

pT0 Kein Nachweis von Tumor im histologisch untersuchten Gewebe.

pT1 Tumor mit Invasion in die Mukosa oder Submukosa, aber nicht in die Muscularis propria.

pT2 Tumor mit Invasion in die Muscularis propria *oder* in die Subserosa.

pT3 Tumor mit Invasion der Serosa *oder* mit Invasion der benachbarten Strukturen.

pT3a Tumor mit Invasion der Serosa allein.

pT3b Tumor mit Invasion der benachbarten Strukturen.

pTX Das Ausmaß der Invasion kann nicht bestimmt werden.

pN — Regionäre Lymphknoten

Die pN-Kategorien entsprechen den N-Kategorien.

pM — Fernmetastasen

Die pM-Kategorien entsprechen den M-Kategorien.

Stadieneinteilung

Stadium I			
Zervikal und			
Thorakal	T1	N0	M0
Stadium II			
Zervikal	T1	N1, N2	M0
	T2	N0, N1, N2	M0
Thorakal	T2	N0	M0
Stadium III			
Zervikal	T3	Jedes N	M0
	Jedes T	N3	M0
Thorakal	Jedes T	N1	M0
Stadium IV			
Zervikal und			
Thorakal	Jedes T	Jedes N	M1

Zusammenfassung

Ösophagus

	Zervikal und thorakal
T1	≦5 cm/keine Passagebehinderung.
T2	>5 cm/Passagebehinderung/gesamter Umfang.
T3	Ausdehnung außerhalb des Ösophagus.
	Zervikal
N1	Einseitig beweglich.
N2	Bilateral beweglich.
N3	Fixiert.
	Thorakal
N1	Regionär befallen.

Magen (IKK-O 151.)

Klassifiziert 1966—72. Bestätigt 1978. (Gebilligt von CNC, DSK, ICPR, JJC).

Die erste Klassifikation für den Magen wurde 1966 von der UICC veröffentlicht und war nach ihrer Definition eine rein klinische. Angesichts der technischen Fortschritte der diagnostischen Radiologie und Endoskopie, die weitgehend in Japan erreicht wurden, wurde 1968 eine revidierte klinische Klassifikation veröffentlicht. Das AJC veröffentlichte 1972 eine Stadienklassifikation, die auf operativen und histopathologischen Befunden beruhte. Beide Klassifikationen wurden dann in die Ausgabe des Taschenbuchs von 1974 aufgenommen. Weitere Verfeinerungen wurden der Klassifikation im Anschluß an ein gemeinsames Treffen von Vertretern des JJC, des AJC und der UICC im Jahre 1975 hinzugefügt.

Regeln für die Klassifikation

Die Klassifikation gilt nur für das Karzinom. Die Erkrankung muß histologisch gesichert sein. Alle histologisch nicht bestätigten Fälle sind gesondert aufzuführen. Es ist zulässig, Informationen zur klinischen Stadienklassifikation zu verwenden, die vor der Entscheidung über die endgültige Behandlung aus dem explorativen operativen Eingriff gewonnen wurden. Das muß jedoch festgehalten werden.

Die Minimalforderungen zur Bestimmung der T-, N- und M-Kategorien sind nachstehend angegeben. Wenn sie nicht erfüllt werden können, wird das mit TX, NX oder MX gekennzeichnet.

T-Kategorien: Klinische Untersuchung einschließlich Laparotomie, Röntgenuntersuchung und Endoskopie.

N-Kategorien: Klinische Untersuchung einschließlich Laparotomie und Röntgenuntersuchung.

M-Kategorien: Klinische Untersuchung, einschließlich Laparotomie und Röntgenuntersuchung.

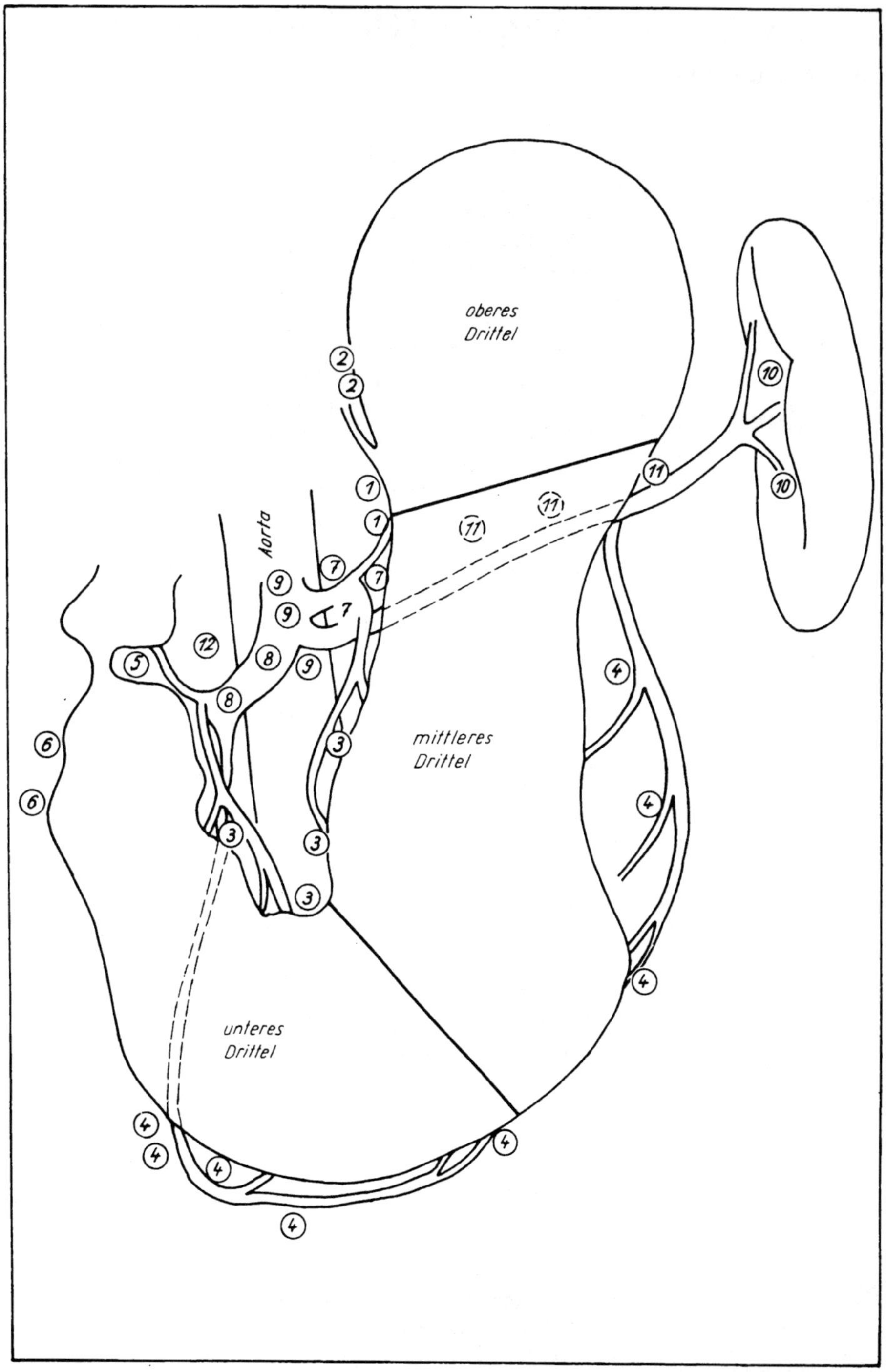

Abb. 7: Topographie der regionären Lymphknoten (LK) des Magens (IKK-O 151.), S. 41 ff.

1 = rechte parakardiale LK;
2 = linke parakardiale LK;
3 = LK der kleinen Kurvatur;
4 = LK der großen Kurvatur;
5 = suprapylorische LK;
6 = subpylorische LK;
7 = LK an der A. gastrica sin.;
8 = LK an der A. hepatica comm.;
9 = LK an der A. coeliaca;
10 = LK im Milzhilus;
11 = LK an der A. splenica;
12 = LK im Ligamentum hepatoduodenale.

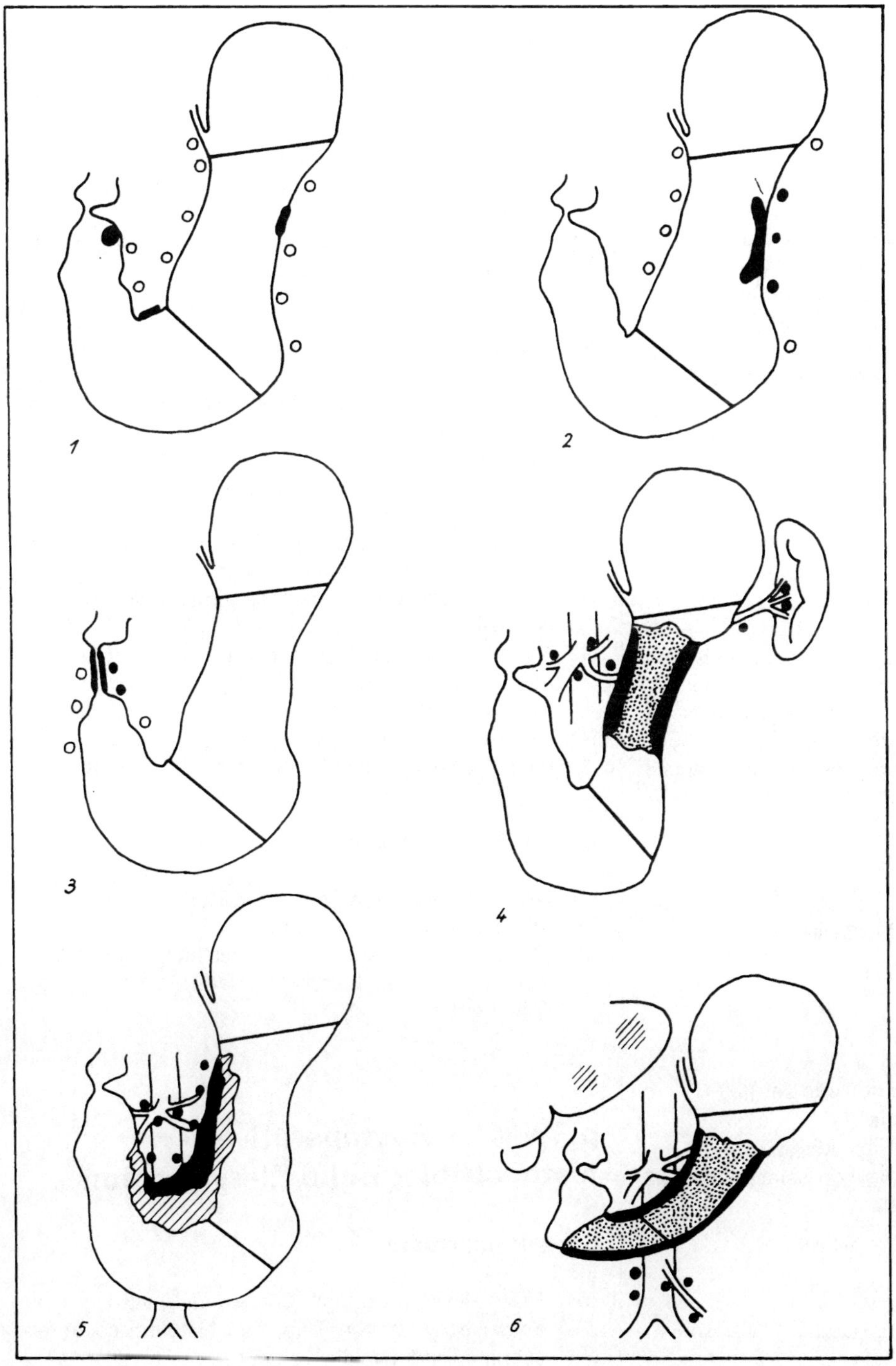

Abb. 8: Magen (IKK-O 151.), S. 41 ff.

1 = Magenkarzinom S. 44, bösartiger gestielter Polyp im Antrum pyloricum (IKK-O 151.2), krebsige Erosion an der kleinen Kurvatur (IKK-O 151.5), flach infiltrierendes Karzinom an der großen Kurvatur (IKK-O 151.6), sämtlich auf Mukosa und/oder Submukosa begrenzt, kein Befall regionärer Lymphknoten (LK) = T1 NO.

2 = Tumor mit tiefer Infiltration, schüsselförmiges Karzinom, das nicht mehr als die Hälfte einer Region (große Kurvatur) einnimmt, Befall regionärer mehr als 3 cm vom Primärtumor entfernter LK = T2 N2.

3 = Tumor mit tiefer Infiltration, karzinomatöse Pylorusstenose (IKK-O 151.1), der mehr als die Hälfte aber nicht mehr als eine Region einnimmt, Befall regionärer mehr als 3 cm vom Primärtumor entfernter LK = T3 N2.

4 = Karzinomatöser Sanduhrmagen, auf das Corpus ventriculi beschränkt (IKK-O 151.4), Befall paraaortaler LK = T3 N3.

5 = Schüsselförmiges Karzinom des Corpus ventriculi und des Antrum pyloricum (IKK-O 151.8), Befall regionärer intraabdominaler LK = T4 N3.

6 = Infiltrierendes Karzinom des Corpus ventriculi und des Antrum pyloricum, Befall regionärer intraabdominaler LK, Lebermetastasen = T4 N3 M1 (HEP).

Anatomische Regionen

1. Oberes Drittel (151.0,3)
2. Mittleres Drittel (151.4)
3. Unteres Drittel (151.2)

Zur Abgrenzung dieser Regionen werden die kleine und die große Kurvatur des Magens in drei gleich lange Abschnitte unterteilt und die Begrenzungspunkte miteinander verbunden.

Oberes Drittel umfaßt die Kardia, Kardia-Ösophagus-Übergang (151.0) und den Fundus (151.3).

Mittleres Drittel umfaßt das Corpus ventriculi (151.4).

Unteres Drittel umfaßt das Antrum pyloricum (151.2) und den Pylorus (151.1).

Der Tumor wird der Region zugeordnet, in der die Geschwulst überwiegend lokalisiert ist.

Regionäre Lymphknoten

Die regionären Lymphknoten sind die perigastrischen Lymphknoten; die Lymphknoten, die längs der A. gastrica sinistra, A. coeliaca und A. splenica gelegen sind; die Lymphknoten entlang dem Ligamentum hepatoduodenale; die paraaortalen und andere intraabdominale Lymphknoten.

TNM — Prätherapeutische klinische Klassifikation

T — Primärtumor

Tis Präinvasives Karzinom (Carcinoma in situ).
T0 Primärtumor nicht nachweisbar.
T1 Tumor ist auf die Mukosa *oder* Mukosa und Submukosa begrenzt, unabhängig von seinem Ausmaß in der Fläche oder seinem Sitz.

Anmerkung: Die klinische Kategorie T1 liegt vor bei
a) einem bösartigen gestielten Polypen,
b) einer bösartigen, breitbasigen polypösen Läsion,
c) einer krebsigen Erosion,
d) einem Krebsherd am Rande oder als Umrandung eines Ulcus pepticum.

T2 Tumor mit tiefer Infiltration, der nicht mehr als die Hälfte einer Region einnimmt.
T3 Tumor mit tiefer Infiltration, der mehr als die Hälfte einer Region, aber nicht mehr als eine Region einnimmt.
T4 Tumor mit tiefer Infiltration, der mehr als eine Region einnimmt *oder* sich auf benachbarte Strukturen ausdehnt.
TX Die Minimalforderungen zur Bestimmung des Primärtumors können nicht erfüllt werden.

N — Regionäre Lymphknoten

N0 Kein Nachweis eines Befalls regionärer Lymphknoten.
N1 Nachweis des Befalls regionärer Lymphknoten innerhalb von 3 cm vom Primärtumor entlang der kleinen oder großen Kurvatur.
N2 Nachweis des Befalls regionärer Lymphknoten mehr als 3 cm vom Primärtumor, einschließlich der Lymphknoten längs der A. gastrica sinistra, A. splenica, A. coeliaca und A. hepatica communis.
N3 Nachweis des Befalls paraaortaler und hepatoduodenaler Lymphknoten *und/oder* anderer intraabdominaler Lymphknoten.
NX Die Minimalforderungen zur Bestimmung der regionären Lymphknoten können nicht erfüllt werden.

M — Fernmetastasen

M0 Kein Nachweis von Fernmetastasen.
M1 Nachweis von Fernmetastasen.
MX Die Minimalforderungen zur Bestimmung des Vorhandenseins von Fernmetastasen können nicht erfüllt werden.

p.TNM — Postoperative histopathologische Klassifikation

pT — Primärtumor

pTis Präinvasives Karzinom (Carcinoma in situ).
pT0 Kein Nachweis von Tumor im histologisch untersuchten Gewebe.

pT1 Tumor mit Invasion der Mukose *oder* Submukosa, aber nicht der Muscularis propria.
pT2 Tumor mit Invasion der Muscularis propria *oder* der Subserosa.
pT3 Tumor mit Invasion der Serosa ohne Befall benachbarter Strukturen.
pT4 Tumor mit Invasion der benachbarten Strukturen.
pTX Das Ausmaß der Infiltration kann nicht bestimmt werden.

G — Histopathologischer Malignitätsgrad

G1 Hochdifferenziert.
G2 Mittelgradig differenziert.
G3 Wenig *oder* undifferenziert.
GX Differenzierungsgrad kann nicht beurteilt werden.

pN — Regionäre Lymphknoten

Die pN-Kategorien entsprechen den N-Kategorien.

pM — Fernmetastasen

Die pM-Kategorien entsprechen den M-Kategorien.

Stadieneinteilung (provisorisch)

		TNM	
Stadium I	T1	N0	M0
Stadium II	T2	N0	M0
	T3	N0	M0
Stadium III	T1, T2, T3	N1, N2	M0
	T1, T2, T3	N3	M0
	(Kurative Resektion möglich)		
	T4	Jedes N	M0
	(Kurative Resektion möglich)		
Stadium IV	T1, T2, T3	N3	M0
	(Kurative Resektion nicht möglich)		
	T4	Jedes N	M0
	(Kurative Resektion nicht möglich)		
	Jedes T	Jedes N	M1

		p.TNM	
Stadium I	pT1	pN0	pM0
Stadium II	pT2	pN0	pM0
	pT3	pN0	pM0
Stadium III	pT1, pT2, pT3	pN1, pN2	pM0
	pT1, pT2, pT3	pN3	
	(Kurative Resektion ausgeführt)		
	pT4	Jedes pN	pM0
	(Kurative Resektion ausgeführt)		
Stadium IV	pT1, pT2, pT3	pN3	pM0
	(Nicht kurativ reseziert)		
	pT4	Jedes pN	pM0
	(Nicht kurativ reseziert)		
	Jedes pT	Jedes pN	pM1

Zusammenfassung

Magen

T1/pT1	Nur Mukosa oder Submokosa.
T2	Tiefe Invasion $\leqq 1/2$ einer Region.
pT2	Ausbreitung bis zur Serosa.
T3	Tiefe Invasion $> 1/2$ einer Region.
pT3	Ausbreitung durch Serosa hindurch.
T4/pT4	Ausbreitung außerhalb des Magens.
N1/2	Regionäre (operable) Lymphknoten.

Kolon (IKK-O 153.)

Klassifiziert 1978.
(Gebilligt von CNC, DSK, ICPR, JJC).

Die 1966 von der UICC vorgeschlagene klinische Klassifikation wurde zurückgezogen. Die jetzt veröffentlichte Klassifikation beruht auf einer retrospektiven Studie des AJC.

Regeln für die Klassifikation

Die Klassifikation gilt nur für das Karzinom. Die Erkrankung muß histologisch gesichert sein. Alle histologisch nicht bestätigten Fälle sind gesondert aufzuführen. Es ist zulässig, Informationen zur klinischen Stadienklassifikation zu verwenden, die vor der Entscheidung über die endgültige Behandlung aus dem explorativen operativen Eingriff gewonnen wurden. Das muß jedoch festgehalten werden.
Die Minimalforderungen zur Bestimmung der T-, N- und M-Kategorien sind nachstehend angegeben. Wenn sie nicht erfüllt werden können, wird das mit TX, NX oder MX gekennzeichnet.

T-Kategorien: Klinische Untersuchung einschließlich Laparotomie, Röntgenuntersuchung und Endoskopie.
N-Kategorien: Klinische Untersuchung einschließlich Laparotomie und Röntgenuntersuchung.
M-Kategorien: Klinische Untersuchung einschließlich Laparotomie und Röntgenuntersuchung.

Anatomische Regionen

1. Zökum (153.4)
2. Kolon ascendens (153.6)
3. Flexura coli dextra (153.0)
4. Kolon transversum (153.1)
5. Flexura coli sinistra (153.7)
6. Kolon descendens (153.2)
7. Kolon sigmoideum (153.3)

Regionäre und iuxta-regionäre Lymphknoten

Die regionären Lymphknoten sind die perikolischen Lymphknoten und die entlang der A. ileocolica, A. colica dextra, A. colica media und A. mesenterica inferior gelegenen Lymphknoten.
Die iuxta-regionären Lymphknoten sind die paraaortalen und andere subdiaphragmatische intraabdominale Lymphknoten.

TNM — Prätherapeutische klinische Klassifikation

T — Primärtumor

Tis Präinvasives Karzinom (Carcinoma in situ).
T0 Primärtumor nicht nachweisbar.
T1 Tumor ist auf die Mukose *oder* Mukosa und Submukosa begrenzt.
T2 Tumor mit Ausbreitung auf Muskulatur *oder* Muskulatur und Subserosa.
T3 Tumor mit Ausbreitung über das Kolon hinaus auf unmittelbar angrenzende Strukturen.
  T3a Tumor ohne Fistelbildung.
  T3b Tumor mit Fistelbildung.
T4 Tumor breitet sich über die unmittelbar angrenzenden Organe oder Gewebe hinaus aus.
TX Die Minimalforderungen zur Bestimmung des Primärtumors können nicht erfüllt werden.

N — Regionäre und iuxta-regionäre Lymphknoten

N0 Kein Nachweis eines Befalls regionärer Lymphknoten.
N1 Nachweis des Befalls regionärer Lymphknoten.

Anmerkung: Die Kategorien N2 und N3 sind nicht anwendbar.

N4 Nachweis des Befalls iuxta-regionärer Lymphknoten.
NX Die Minimalforderungen zur Bestimmung der regionären *und/oder* iuxta-regionären Lymphknoten können nicht erfüllt werden.

M — Fernmetastasen

M0 Kein Nachweis von Fernmetastasen.
M1 Nachweis von Fernmetastasen.

MX Die Minimalforderungen zur Bestimmung des Vorhandenseins von Fernmetastasen können nicht erfüllt werden.

p. TNM — Postoperative histopathologische Klassifikation

pT — Primärtumor

Die pT-Kategorien entsprechen den T-Kategorien.

G — Histopathologischer Malignitätsgrad

G1 Hochdifferenziert.
G2 Mittelgradig differenziert.
G3 Wenig *oder* undifferenziert.
GX Differenzierungsgrad kann nicht bestimmt werden.

pN — Regionäre und iuxta-regionäre Lymphknoten

Die pN-Kategorien entsprechen den N-Kategorien.

pM — Fernmetastasen

Die pM-Kategorien entsprechen den M-Kategorien.

Stadieneinteilung

Stadium I a	T1	N0	M0
Stadium I b	T2	N0	M0
Stadium II	T3, T4	N0	M0
Stadium III	Jedes T	N1	M0
Stadium IV	Jedes T	N4	M0
	Jedes T	Jedes N	M1

Zusammenfassung

Kolon	
T1/pT1	Nur Mukosa oder Submukosa.
T2/pT2	Muskulatur oder Serosa.
T3/pT3a	Ausbreitung auf angrenzende Strukturen. Keine Fistel.
T3b/pT3b	Mit Fistel.
T4/pT4	Ausbreitung über angrenzende Strukturen hinaus.
N1	Regionär.
N4	Iuxta-regionär.

Rektum (IKK-O 154.)

Klassifiziert 1978.
(Gebilligt von CNC, DSK, ICPR, JJC).

Die 1966 von der UICC vorgeschlagene klinische Klassifikation wurde zurückgezogen. Die jetzt veröffentlichte Klassifikation beruht auf einer retrospektiven Studie des AJC.

Regeln für die Klassifikation

Die Klassifikation gilt nur für das Karzinom. Die Erkrankung muß histologisch gesichert sein. Alle histologisch nicht bestätigten Fälle sind gesondert aufzuführen.
Es ist zulässig, Informationen zur klinischen Stadienklassifikation zu verwenden, die vor der Entscheidung über die endgültige Behandlung aus dem explorativen opera-

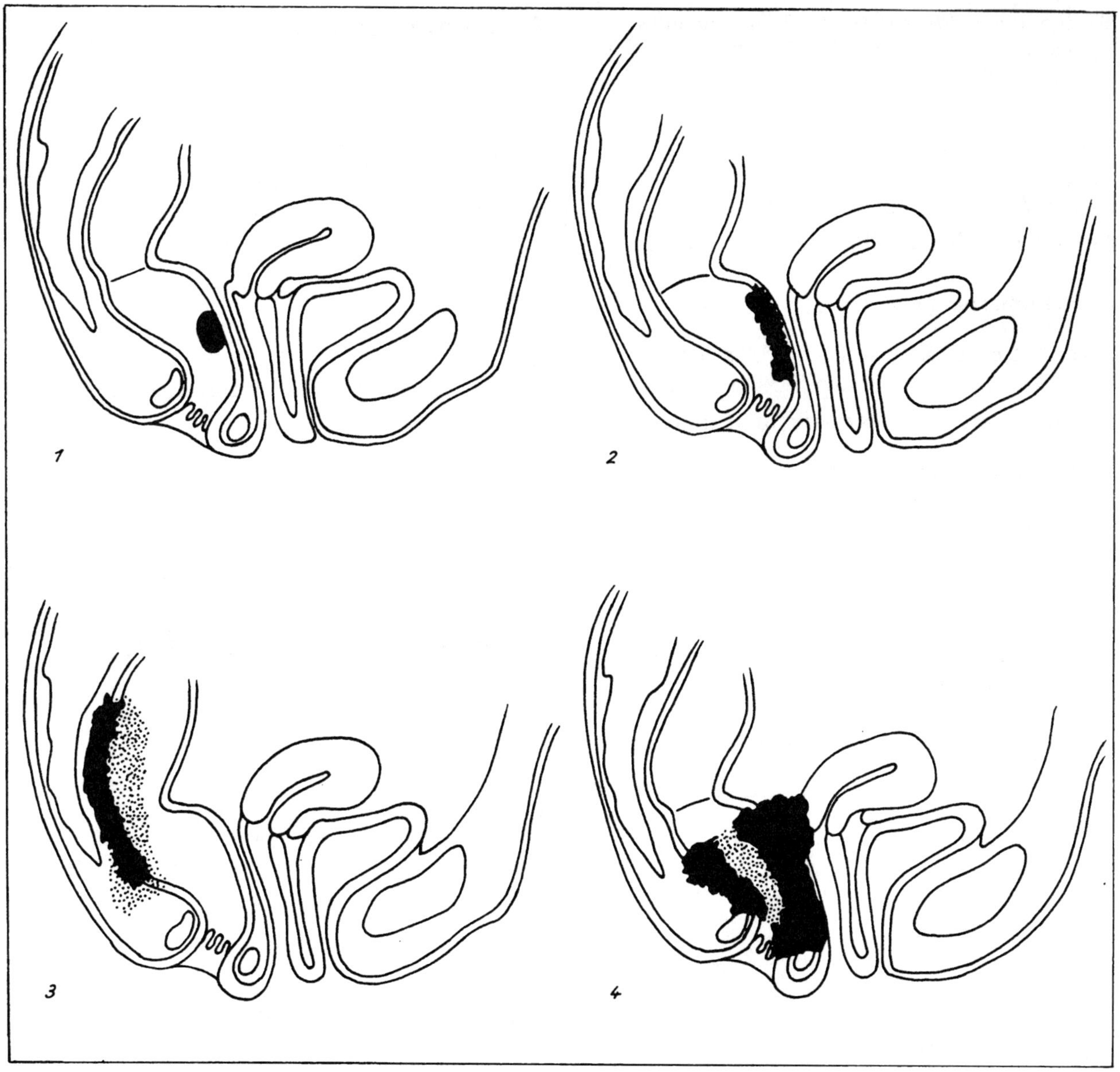

Abb. 9: Rektum (IKK-O 154.), S. 47.

1 = Rektumkarzinom S. 49, Bösartiger polypöser Tumor der Ampulla recti (IKK-O 154.1), auf Mukosa und/oder Submukosa begrenzt = T1.

2 = Tumor mit Ausbreitung auf die Muskulatur = T2.

3 = Tumor mit Ausbreitung über das Rektum hinaus, Rektum-Sigma-Übergang (IKK-O 154.0) ohne Fistelbildung = T3a.

4 = Tumor mit Ausbreitung auf benachbarte Gewebe oder Organe (IKK-O 154.8) = T4.

tiven Eingriff gewonnen wurden. Das muß jedoch festgehalten werden.
Die Minimalforderungen zur Bestimmung der T-, N- und M-Kategorien sind nachstehend angegeben. Wenn sie nicht erfüllt werden können, wird das mit TX, NX oder MX gekennzeichnet.
T-Kategorien: Klinische Untersuchung, Röntgenuntersuchung und Endoskopie.
N-Kategorien: Klinische Untersuchung und Röntgenuntersuchung.
M-Kategorien: Klinische Untersuchung und Röntgenuntersuchung.

Anatomische Regionen

1. Rektum-Sigma-Übergang (154.0)
2. Rektum, Ampulla recti (154.1)
3. Analkanal, Sphincter ani (154.2) — (s. Analkanal und After)

Regionäre und iuxta-regionäre Lymphknoten

Die regionären Lymphknoten sind die perirektalen Lymphknoten und die Lymphknoten distal vom Ursprung der A. mesenterica inferior.
Die iuxta-regionären Lymphknoten sind die paraaortalen und anderen subdiaphragmatischen intraabdominalen Lymphknoten.

TNM — Prätherapeutische klinische Klassifikation

T — Primärtumor

Tis Präinvasives Karzinom (Carcinoma in situ).
T0 Primärtumor nicht nachweisbar.
T1 Tumor ist auf die Mukosa *und/oder* Mukosa und Submukosa begrenzt.
T2 Tumor mit Ausbreitung auf Muskulatur *oder* Muskulatur und Subserosa.
T3 Tumor mit Ausbreitung über das Rektum hinaus auf unmittelbar angrenzende Strukturen.
T3a Tumor ohne Fistelbildung.
T3b Tumor mit Fistelbildung.
T4 Tumor breitet sich über die unmittelbar angrenzenden Organe oder Gewebe hinaus aus.
TX Die Minimalforderungen zur Bestimmung des Primärtumors können nicht erfüllt werden.

N — Regionäre und iuxta-regionäre Lymphknoten

N0 Kein Nachweis eines Befalls regionärer Lymphknoten.
N1 Nachweis des Befalls regionärer Lymphknoten.

Anmerkung: Die Kategorien N2 und N3 sind nicht anwendbar.

N4 Nachweis des Befalls iuxta-regionärer Lymphknoten.
NX Die Minimalforderungen zur Bestimmung der regionären *und/oder* iuxta-regionären Lymphknoten können nicht erfüllt werden.

M — Fernmetastasen

M0 Kein Nachweis von Fernmetastasen.
M1 Nachweis von Fernmetastasen.
MX Die Minimalforderungen zur Bestimmung des Vorhandenseins von Fernmetastasen können nicht erfüllt werden.

p.TNM — Postoperative histopathologische Klassifikation

pT — Primärtumor

Die pT-Kategorien entsprechen den T-Kategorien.

G — Histopathologischer Malignitätsgrad

G1 Hoch differenziert.
G2 Mittelgradig differenziert.

G3 Wenig *oder* undifferenziert.
GX Differenzierungsgrad kann nicht bestimmt werden.

pN — Regionäre und iuxta-regionäre Lymphknoten

Die pN-Kategorien entsprechen den N-Kategorien.

pM — Fernmetastasen

Die pM-Kategorien entsprechen den M-Kategorien.

Stadieneinteilung

Stadium I a	T1	N0	M0
Stadium I b	T2	N0	M0
Stadium II	T3, T4	N0	M0
Stadium III	Jedes T	N1	M0
Stadium IV	Jedes T	N4	M0
	Jedes T	Jedes N	M1

Zusammenfassung

Rektum	
T1/pT1	Nur Mukosa oder Submukosa.
T2/pT2	Muskulatur oder Serosa.
T3a/pT3a	Ausbreitung auf angrenzende Strukturen. Keine Fistel.
T3b/pT3b	Mit Fistel.
T4/pT4	Ausbreitung über angrenzende Strukturen hinaus.
N1	Regionär.
N4	Iuxta-regionär.

Analkanal (IKK-O 154.2) und After (IKK-O 173.5)

Klassifiziert 1967.
(Gebilligt von CNC, DSK, ICPR, JJC).

Die von der UICC 1967 für diese beiden Lokalisationen vorgeschlagene klinische Klassifikation ist nicht überprüft worden. Sie wird deshalb mit geringen Modifikationen wieder abgedruckt, um sie den Klassifikationen für andere Tumoren des Verdauungskanals anzupassen.

Regeln für die Klassifikation

Die Klassifikation gilt nur für das Karzinom. Die Erkrankung muß histologisch gesichert sein. Alle histologisch nicht bestätigten Fälle sind gesondert aufzuführen.
Es ist zulässig, Informationen zur klinischen Stadienklassifikation zu verwenden, die vor der Entscheidung über die endgültige Behandlung aus dem explorativen operativen Eingriff gewonnen wurden. Das muß jedoch festgehalten werden.
Die Minimalforderungen zur Bestimmung der T-, N- und M-Kategorien sind nachstehend angegeben. Wenn sie nicht erfüllt werden können, wird das mit TX, NX oder MX gekennzeichnet.
T-Kategorien: Klinische Untersuchung, Röntgenuntersuchung und Endoskopie.
N-Kategorien: Klinische Untersuchung und Röntgenuntersuchung.
M-Kategorien: Klinische Untersuchung und Röntgenuntersuchung.

Regionäre Lymphknoten

Analkanal. Die regionären Lymphknoten sind die perirektalen Lymphknoten und die Lymphknoten distal des Ursprungs der A. mesenterica inferior.

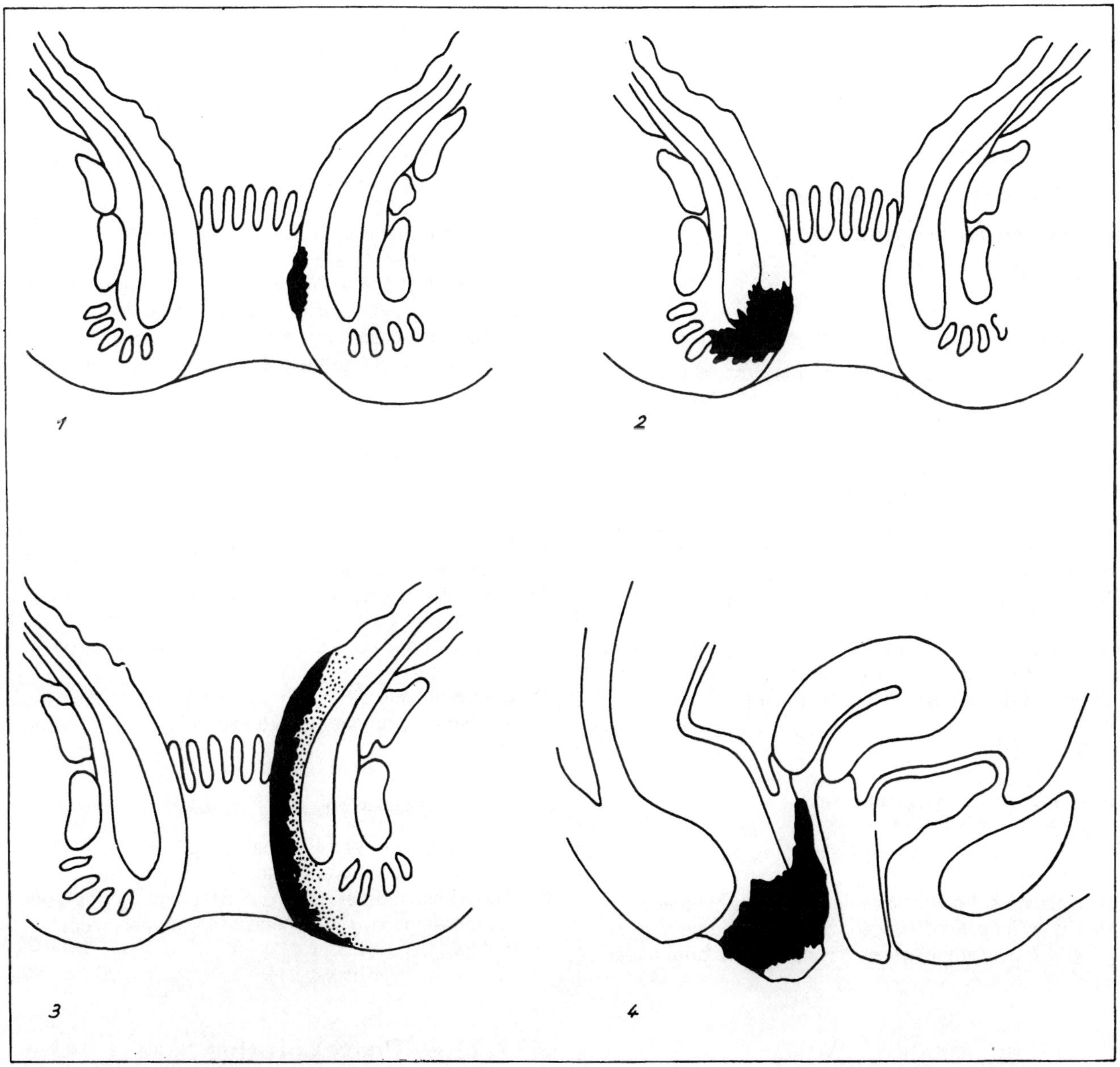

Abb. 10: Analkanal (IKK-O 154.2), S. 50.

1 = Analkarzinom S. 52, mit Ausbreitung auf weniger als ein Drittel des Analkanals, keine Infiltration des äußeren Schließmuskels = T1.

2 = Tumor infiltriert den äußeren Schließmuskel = T2.
3 = Tumor mit Ausbreitung auf Rektum und Haut (IKK-O 154.8) = T3.
4 = Tumor mit Ausbreitung auf benachbarte Organe = T4.

After. Die regionären Lymphknoten sind die inguinalen Lymphknoten.

TNM — Prätherapeutische klinische Klassifikation Analkanal

T — Primärtumor

Tis Präinvasives Karzinom (Carcinoma in situ).
T0 Primärtumor nicht nachweisbar.
T1 Tumor, der nicht mehr als ein Drittel des Umfangs oder der Länge des Analkanals einnimmt und den Musculus sphincter externus nicht infiltriert.
T2 Tumor, der mehr als ein Drittel des Umfangs oder der Länge des Analkanals einnimmt, *oder* Tumor, der den Musculus sphincter externus infiltriert.
T3 Tumor mit Ausbreitung auf Rektum oder Haut, aber nicht auf andere benachbarte Strukturen.
T4 Tumor mit Ausbreitung auf benachbarte Strukturen.
TX Die Minimalforderungen zur Bestimmung des Primärtumors können nicht erfüllt werden.

N — Regionäre Lymphknoten

N0 Kein Nachweis eines Befalls regionärer Lymphknoten.
N1 Nachweis des Befalls regionärer Lymphknoten.
NX Die Minimalforderungen zur Bestimmung der regionären Lymphknoten können nicht erfüllt werden.

M — Fernmetastasen

M0 Kein Nachweis von Fernmetastasen.
M1 Nachweis von Fernmetastasen.
MX Die Minimalforderungen zur Bestimmung des Vorhandenseins von Fernmetastasen können nicht erfüllt werden.

After

T — Primärtumor

Tis Präinvasives Karzinom (Carcinoma in situ).
T0 Primärtumor nicht nachweisbar.
T1 Tumor mit größtem Durchmesser von 2 cm oder weniger, streng oberflächlich oder exophytisch.
T2 Tumor mit größtem Durchmesser von mehr als 2 cm, aber nicht mehr als 5 cm *oder* Tumor mit minimaler Infiltration der Dermis.
T3 Tumor mit größtem Durchmesser von mehr als 5 cm *oder* Tumor mit tiefer Infiltration der Dermis.
T4 Tumor mit Ausbreitung auf Muskel, Knochen usw.
TX Die Minimalforderungen zur Bestimmung des Primärtumors können nicht erfüllt werden.

N — Regionäre Lymphknoten

N0 Kein Nachweis eines Befalls regionärer Lymphknoten.
N1 Nachweis des Befalls beweglicher homolateraler regionärer Lymphknoten.
N2 Nachweis des Befalls beweglicher bilateraler regionärer Lymphknoten.
N3 Nachweis des Befalls fixierter regionärer Lymphknoten.
NX Die Minimalforderungen zur Bestimmung der regionären Lymphknoten können nicht erfüllt werden.

M — Fernmetastasen

M0 Kein Nachweis von Fernmetastasen.
M1 Nachweis von Fernmetastasen.
MX Die Minimalforderungen zur Bestimmung des Vorhandenseins von Fernmetastasen können nicht erfüllt werden.

p.TNM — Postoperative histopathologische Klassifikation Analkanal und After

pT — Primärtumor

Die pT-Kategorien entsprechen den T-Kategorien der beiden Regionen.

pN — Regionäre Lymphknoten

Die pN-Kategorien entsprechen den N-Kategorien der beiden Regionen.

pM — Fernmetastasen

Die pM-Kategorien entsprechen den M-Kategorien der beiden Regionen.

Stadieneinteilung

Eine Stadieneinteilung wird gegenwärtig nicht empfohlen.

Zusammenfassung

Analkanal

T1	$\leqq 1/3$ Umfang oder Länge/äußerer Sphincter nicht infiltriert.
T2	$> 1/3$ Umfang oder Länge/äußerer Sphincter infiltriert.
T3	Ausbreitung auf Rektum/Dermis.
T4	Ausbreitung auf benachbarte Strukturen.
N1	Regionär.

After

T1	$\leqq 2$ cm/oberflächlich.
T2	> 2—5 cm/minimale Infiltration.
T3	> 5 cm/tiefe Infiltration.
T4	Ausbreitung auf Muskel/Knochen.
N1	Homolateral/beweglich.
N2	Bilateral/beweglich.
N3	Fixiert.

Gynäkologische Tumoren

Einführende Bemerkungen

Das Kapitel umfaßt die folgenden Regionen; die zutreffenden Nummern der IKK-O-Topographie sind angegeben:

Cervix uteri	IKK-O 180.
Corpus uteri	IKK-O 182.
Ovar	IKK-O 183.0
Vagina	IKK-O 184.0
Vulva	IKK-O 184.4

Cervix uteri und Corpus uteri gehörten zu den ersten Lokalisationen, die nach dem TNM-System klassifiziert wurden. Die Stadien des „Völkerbundes" für das Zervixkarzinom wurden über fast fünfzig Jahre mit geringen Modifikationen benutzt, und weil sie von der Fédération Internationale de Gynécologie et d'Obstétrique (FIGO) angenommen wurden, sind die TNM-Kategorien so definiert worden, daß sie mit den FIGO-Stadien übereinstimmen. In Zusammenarbeit mit der FIGO wurden einige Zusätze gemacht, und die jetzt veröffentlichte Klassifikation wurde von den Organisationen gebilligt, die unter jeder Lokalisation aufgeführt sind. Sie werden für mindestens zehn Jahre unverändert bleiben (siehe Vorwort, S. 7).

Jede Lokalisation wird nach folgender Gliederung beschrieben:

Regeln für die Klassifikation mit den Minimalforderungen zur Bestimmung der T-, N- und M-Kategorien. Zusätzliche Methoden können angewandt werden, wenn sie die Genauigkeit der Bewertung zum Zeitpunkt der Entscheidung über die endgültige Behandlung steigern. Das muß jedoch festgehalten werden.
Anatomische Regionen.
Definition der regionären und, wenn angebracht, der iuxta-regionären Lymphknoten.

TNM — Prätherapeutische klinische Klassifikation (siehe Einführung: Allgemeine Regeln, S. 11).
p.TNM — Postoperative histopathologische Klassifikation (siehe Einführung: Allgemeine Regeln, S. 12).

Stadieneinteilung.

Kurze Zusammenfassung für die Region.

Fernmetastasen
Für alle Regionen können die Kategorien M1 und pM1 mit nachstehenden Bezeichnungen unterteilt werden:

Lunge („Pulmonary")	PUL
Knochen („Osseous")	OSS
Leber („Hepatic")	HEP
Gehirn („Brain")	BRA
Lymphknoten	LYM
Knochenmark („Bone marrow")	MAR
Pleura	PLE
Haut („Skin")	SKI
Auge („Eye")	EYE
Andere („Other")	OTH

Zusätzliche Bezeichnungen
Wenn angemessen, können das y-Symbol, das r-Symbol und die C-Faktor-Kategorie der Klassifikation für eine Region oder Lokalisation hinzugefügt werden (siehe Einführung: Allgemeine Regeln, S. 12).

Cervix uteri (IKK-O 180.)

Klassifiziert 1972. Bestätigt 1978.
(Gebilligt von CNC, DSK, FIGO, ICPR, JJC).

Die Definitionen der T-Kategorien stimmen mit den von der FIGO benutzten Stadien überein, vorausgesetzt, der Primärtumor ist die einzige Manifestation (d. h. der einzige Bezugswert zur Bestimmung der Ausbreitung. Übersetzer) der Erkrankung. Zum Vergleich wurden beide aufgenommen.

Regeln für die Klassifikation

Die Erkrankung muß histologisch gesichert sein. Alle histologisch nicht bestätigten Fälle sind gesondert aufzuführen. Es wird empfohlen, daß die bimanuelle Untersuchung in Vollnarkose von mehr als einem Untersucher ausgeführt wird.
Wenn regionäre Lymphknoten tastbar sind, wird die Anwendung der Punktionszytologie empfohlen.
Die Minimalforderungen zur Bestimmung der T-, N- und M-Kategorien sind nachstehend angegeben. Wenn sie nicht erfüllt werden können, wird das mit TX, NX oder MX gekennzeichnet.
T-Kategorien: Klinische Untersuchung, Zystoskopie und Röntgenuntersuchung, einschließlich der Urographie.
N-Kategorien: Klinische Untersuchung und Röntgenuntersuchung, einschließlich der Urographie und Lymphographie zur Bestimmung der iuxta-regionären Lymphknoten.
M-Kategorien: Klinische Untersuchung und Röntgenuntersuchung.

Anatomische Gliederung

Endocervix (180.0)
Exocervix (180.1)

Regionäre und iuxta-regionäre Lymphknoten

Die regionären Lymphknoten sind die Lnn.* parametranes, die Lnn. hypogastrici (Lnn. obturatorii), die Lnn. iliaci externi, die Lnn. iliaci communes und die Lnn. praesacrales.
Die iuxta-regionären Lymphknoten sind die Lnn. paraaortici.

Anmerkung der Übersetzer: Die verwendeten Bezeichnungen für die regionären Lymphknoten machen den Hinweis erforderlich, daß die Unterteilung oder die Zusammenfassung in die einzelnen Lymphknotengruppen sowie ihre Nomenklatur unterschiedlich erfolgt.

TNM — Prätherapeutische klinische Klassifikation

T — Primärtumor

IUCC Kategorien	FIGO Stadien	
Tis	0	Präinvasives Karzinom (Carcinoma in situ).
T0	—	Primärtumor nicht nachweisbar.
T1	I	Das Karzinom ist auf die Zervix beschränkt. Ausbreitung auf das Korpus wird nicht berücksichtigt.
T1 a	I a	Mikroinvasives Karzinom (d. h. Fälle, die nur histologisch diagnostiziert werden können).
T1 b	I b	Klinisch invasives Karzinom.
T2	II	Karzinom breitet sich über die Zervix hinaus aus, erreicht aber nicht die Beckenwand *und/oder* Karzinom befällt die Vagina, aber nicht das untere Drittel.
T2 a	II a	Das Karzinom hat das Parametrium nicht infiltriert.
T2 b	II b	Das Karzinom hat das Parametrium infiltriert.

* Lnn. = Lymphonodi.

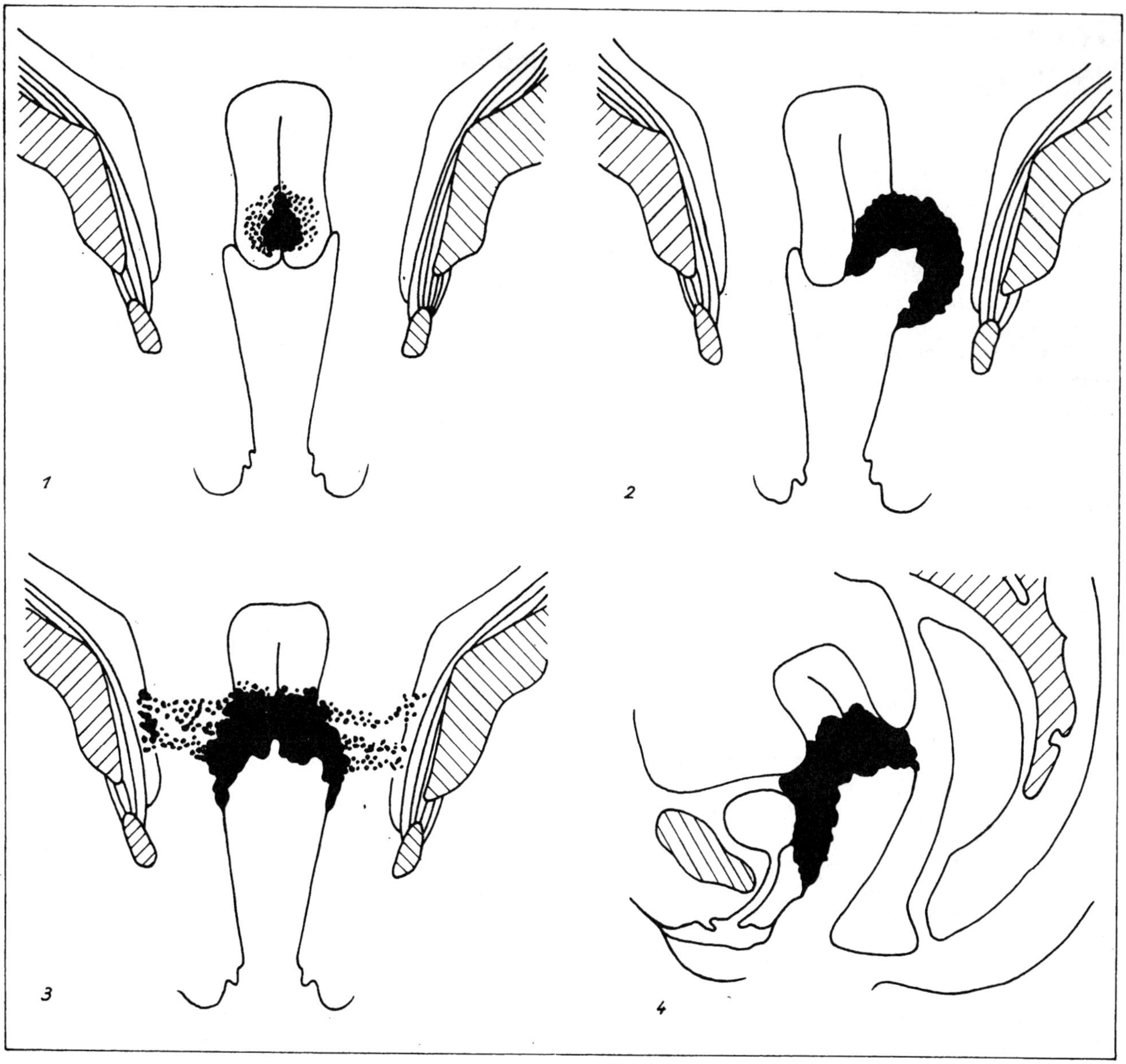

Abb. 11: Cervix uteri (IKK-O 180.), S. 55ff.

1 = Karzinom der Endozervix (IKK-O 180.0), S. 55ff., klinisch invasiv auf die Zervix beschränkt = UICC: T1b/FIGO: Stad. I.
2 = Karzinom hat das Parametrium infiltriert = UICC: T2b/FIGO: Stad. IIb.
3 = Karzinom breitet sich bis zur Beckenwand aus = UICC: T3b/FIGO: Stad. IIIb.
4 = Karzinom befällt die Schleimhaut der Blase = UICC: T4/FIGO: Stad. IVa.

UICC Kategorien	FIGO Stadien	
T3	III	Das Karzinom befällt das untere Drittel der Vagina *und/oder* breitet sich bis zur Beckenwand aus (zwischen dem Tumor und der Beckenwand ist kein freier Raum).
T3a	IIIa	Karzinom befällt das untere Drittel der Vagina.
T3b	IIIb	Karzinom breitet sich bis zur Beckenwand aus *und/oder* Hydronephrose oder stumme Niere infolge einer durch den Tumor verursachten Ureterstenose.
T4	IVa	Das Karzinom befällt die Schleimhaut von Blase oder Rektum *und/oder* breitet sich über das kleine Becken hinaus aus. Anmerkung: Ein bullöses Ödem ist kein ausreichender Befund, um den Tumor in T4 einzuordnen. Vergrößerung des Uterus allein ist kein Grund zur Einordnung als T4.
M1	IVb	Fernmetastasen.
TX	—	Die Minimalforderungen zur Bestimmung des Primärtumors können nicht erfüllt werden.

N — Regionäre und iuxta-regionäre Lymphknoten

N0 Kein Nachweis eines Befalls regionärer Lymphknoten.
N1 Nachweis des Befalls regionärer Lymphknoten.

Anmerkung: Die Kategorien N2 und N3 gibt es nicht.

N4 Nachweis des Befalls iuxta-regionärer Lymphknoten.
NX Die Minimalforderungen zur Bestimmung der regionären *und/oder* iuxta-regionären Lymphknoten können nicht erfüllt werden.

M — Fernmetastasen

M0 Kein Nachweis von Fernmetastasen.
M1 Nachweis von Fernmetastasen.
MX Die Minimalforderungen zur Bestimmung des Vorhandenseins von Fernmetastasen können nicht erfüllt werden.

p.TNM — Postoperative histopathologische Klassifikation

pT — Primärtumor

Die pT-Kategorien entsprechen den T-Kategorien.

pN — Regionäre und iuxta-regionäre Lymphknoten

Die pN-Kategorien entsprechen den N-Kategorien.

pM — Fernmetastasen

Die pM-Kategorien entsprechen den M-Kategorien.

Stadieneinteilung

Stadium „0"	Tis		
Stadium Ia	T1a	N0	M0
Stadium Ib	T1b	N0	M0
Stadium IIa	T2a	N0	M0
Stadium IIb	T2b	N0	M0
Stadium IIIa	T3a	N0	M0
Stadium IIIb	T1, T2, T3a	N1	M0
	T3b	N0, N1	M0
Stadium IVa	T3	N0, N1	M0
	Jedes T	N4	M0
Stadium IVb	Jedes T	Jedes N	M1

Zusammenfassung

UICC		Zervix	FIGO
Tis		Carcinoma in situ.	0
T1		Begrenzt auf Zervix.	I
	T1 a	Mikroinvasiv.	I a
	T1 b	Invasiv.	I b
T2		Ausbreitung auf Vagina (nicht unteres Drittel)/Parametrium (nicht Beckenwand).	II
	T2 a	Vagina (nicht unteres Drittel).	II a
	T2 b	Parametrium.	II b
T3		Ausbreitung auf unteres Drittel der Vagina/Parametrium/ Beckenwand.	III
	T3 a	Vagina, unteres Drittel.	III a
	T3 b	Parametrium/Beckenwand.	III b
T4		Ausbreitung auf Blase/Rektum, außerhalb des kleinen Beckens.	IV a
M1		Fernmetastasen.	IV b

Corpus uteri (IKK-O 182.)

Klassifiziert 1972. Bestätigt 1978.
(Gebilligt von CNC, DSK, FIGO, ICPR, JJC).

Die Definitionen der T-Kategorien stimmen mit den von der FIGO benutzten Stadien überein, vorausgesetzt der Primärtumor ist die alleinige Manifestation der Erkrankung. Zum Vergleich wurden beide Klassifikationen aufgenommen.

Regeln für die Klassifikation

Die Erkrankung muß histologisch gesichert sein. Alle histologisch nicht bestätigten Fälle sind gesondert aufzuführen.
Wegen der Bedeutung des histologischen Bildes soll der histologische Malignitätsgrad verzeichnet werden.
Die Diagnose soll auf der Untersuchung von Gewebematerial beruhen, das durch fraktionierte Curettage gewonnen wurde.
Die Minimalforderungen zur Bestimmung der T-, N- und M-Kategorien sind nachstehend angegeben. Wenn sie nicht erfüllt werden können, wird das mit TX, NX oder MX gekennzeichnet.
T-Kategorien: Klinische Untersuchung, Zystoskopie und röntgenologische Untersuchung einschließlich der Urographie.
N-Kategorien: Klinische und röntgenologische Untersuchung, einschließlich der Urographie.
M-Kategorien: Klinische und röntgenologische Untersuchung.

Anatomische Lokalisationen

Corpus uteri (182.0)
Isthmus uteri (182.1)

Regionäre Lymphknoten

Die regionären Lymphknoten sind die Lnn.* hypogastrici (Lnn. obturatorii), die Lnn. iliaci externi, die Lnn. iliaci communes, die Lnn. praesacrales und die Lnn. paraaortici.

Anmerkung der Übersetzer: Die verwendeten Bezeichnungen für die regionären Lymphknoten machen den Hinweis erforderlich, daß die Unterteilung oder die Zusammenfassung in die einzelnen Lymphknotengruppen sowie ihre Nomenklatur unterschiedlich erfolgt.

* Lnn. = Lymphonodi.

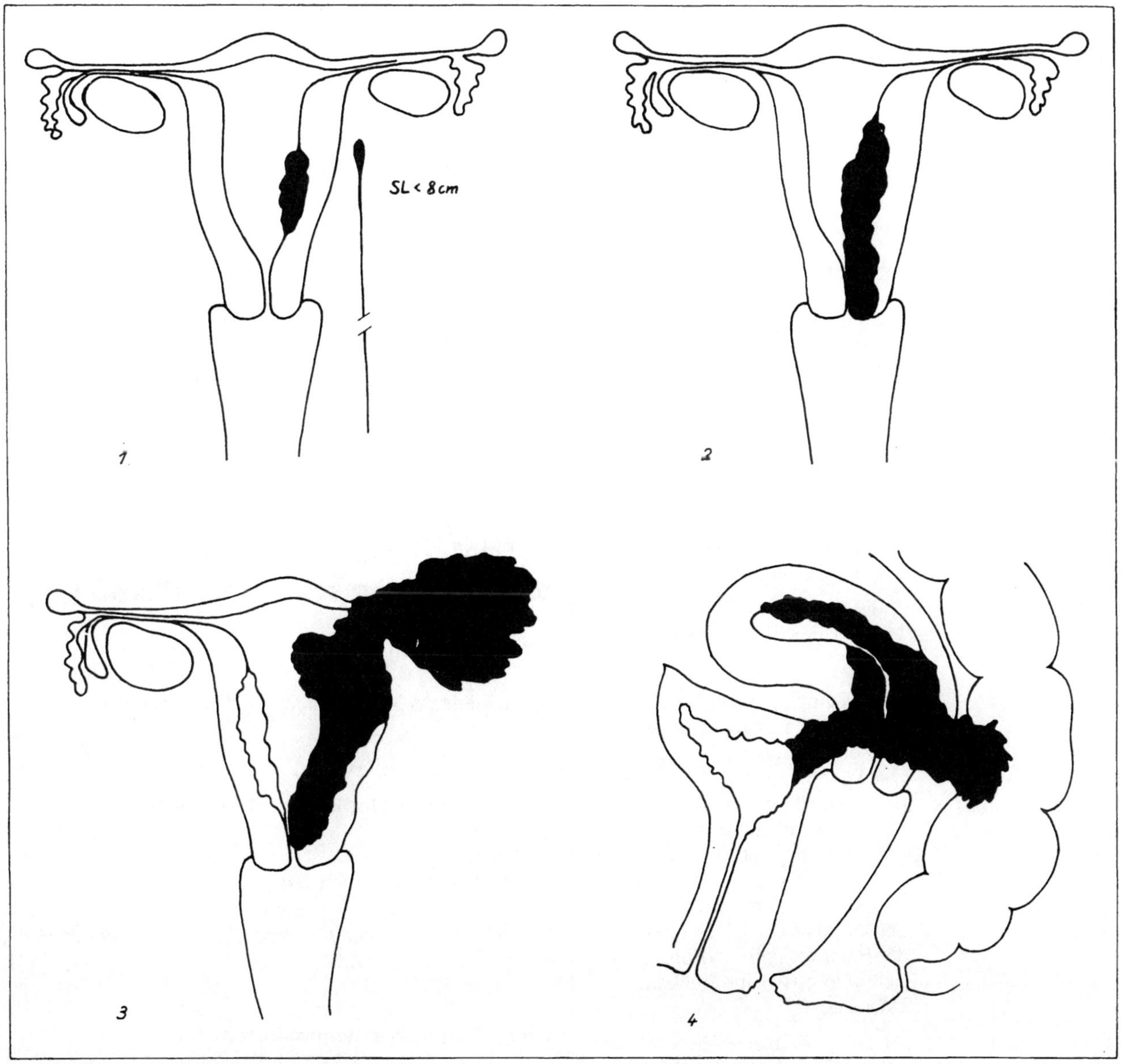

Abb. 12: Corpus uteri (IKK-O 182.), S. 58.

1 = Karzinom ist auf das Korpus beschränkt (IKK-O 182.0), S. 60, Sondenlänge (SL) des Cavum uteri bis 8 cm = UICC: T1 a/FIGO: Stad. I a.

2 = Karzinom befällt die Cervix uteri = UICC: T2/FIGO: Stad II.

3 = Karzinom breitet sich über den Uterus hinaus innerhalb des kleinen Beckens aus = UICC: T3/FIGO: Stad. III.

4 = Karzinom befällt Blasen- und/oder Rektumschleimhaut = UICC: T4/FIGO: Stad. IV a.

TNM — Prätherapeutische klinische Klassifikation

T — Primärtumor

UICC Kategorien	FIGO Stadien	
Tis	0	Präinvasives Karzinom (Carcinoma in situ).
T0	—	Primärtumor nicht nachweisbar.
T1	I	Das Karzinom ist auf das Korpus beschränkt.
T1 a	I a	Größte Länge des Cavum uteri beträgt 8 cm oder weniger.
T1 b	I b	Größte Länge des Cavum uteri beträgt mehr als 8 cm.
		Anmerkung: Das FIGO-Stadium I wird nach dem Malignitätsgrad weiter unterteilt.
T2	II	Das Karzinom befällt die Cervix uteri, breitet sich aber nicht außerhalb des Uterus aus.
T3	III	Das Karzinom breitet sich über den Uterus hinaus aus einschließlich der Ausbreitung in die Vagina, aber es bleibt innerhalb des kleinen Beckens.
T4	IV a	Das Karzinom befällt die Schleimhaut der Blase oder des Rektums *und/oder* breitet sich über das kleine Becken hinaus aus.
		Anmerkung: Ein bullöses Ödem ist kein ausreichender Befund, um den Tumor in T4 einzustufen.
M1	IV b	Fernmetastasen.
TX	—	Die Minimalforderungen zur Bestimmung des Primärtumors können nicht erfüllt werden.

N — Regionäre Lymphknoten

N0 Kein Nachweis eines Befalls regionärer Lymphknoten.
N1 Nachweis des Befalls regionärer Lymphknoten.
NX Die Minimalforderungen zur Bestimmung der regionären Lymphknoten können nicht erfüllt werden.

M — Fernmetastasen

M0 Kein Nachweis von Fernmetastasen.
M1 Nachweis von Fernmetastasen.
MX Die Minimalforderungen zur Bestimmung des Vorhandenseins von Fernmetastasen können nicht erfüllt werden.

p.TNM — Postoperative histopathologische Klassifikation

pT — Primärtumor

Die pT-Kategorien entsprechen den T-Kategorien.

G — Histopathologischer Malignitätsgrad

G1 Hoch differenziert.
G2 Mittelgradig differenziert.
G3 Wenig *oder* undifferenziert.
GX Differenzierungsgrad kann nicht bestimmt werden.

pN — Regionäre Lymphknoten

Die pN-Kategorien entsprechen den N-Kategorien.

pM — Fernmetastasen

Die pM-Kategorien entsprechen den M-Kategorien.

Stadieneinteilung

Stadium „0"	Tis		
Stadium I a	T1 a	N0	M0
Stadium I b	T1 b	N0	M0
Stadium II	T2	N0	M0
Stadium III	T3	N0	M0
	T1, T2, T3	N1	M0
Stadium IVa	T4	N0, N1	M0
Stadium IVb	Jedes T	Jedes N	M1

Zusammenfassung

UICC	**Korpus**	*FIGO*	
Tis	Carcinoma in situ.	0	
T1	Auf Korpus beschränkt.	I	
T1 a	Cavum $\leqq$8 cm.		I a
T1 b	Cavum $>$8 cm.		I b
T2	Ausbreitung auf Zervix.	II	
T3	Ausbreitung über Uterus hinaus/innerhalb des kleinen Beckens.	III	
T4	Ausbreitung auf Blase/Rektum/über das kleine Becken hinaus.		IVa
M1	Fernmetastasen.		IVb

Ovar (IKK-O 183.0)

Klassifiziert 1971. Bestätigt 1978.
(Gebilligt von CNC, DSK, FIGO, ICPR, JJC).

Die Definitionen der T-Kategorien stimmen mit den von der FIGO benutzten Stadien überein, vorausgesetzt der Primärtumor ist die alleinige Manifestation der Erkrankung. Zum Vergleich wurden beide Klassifikationen aufgenommen.

Regeln für die Klassifikation

Die Erkrankung muß histologisch gesichert sein, damit die Fälle nach dem histologischen Typ eingeteilt werden können. Alle histologisch nicht bestätigten Fälle sind gesondert aufzuführen. In Übereinstimmung mit der FIGO wird eine vereinfachte Form der histopathologischen Einteilung nach dem Malignitätsgrad der WHO (Publikation No. 9/1973) empfohlen.
Wegen der Bedeutung des histologischen Bildes soll der histologische Malignitätsgrad verzeichnet werden.
Die Minimalforderungen zur Bestimmung der T-, N- und M-Kategorien sind nachstehend angegeben. Wenn sie nicht erfüllt werden können, wird das mit TX, NX oder MX gekennzeichnet.
T-Kategorien: Klinische Untersuchung einschließlich Laparoskopie und/oder Laparotomie.
N-Kategorien: Klinische Untersuchung einschließlich Laparoskopie und/oder Laparotomie.
M-Kategorien: Klinische Untersuchung einschließlich Laparoskopie und/oder Laparotomie und röntgenologische Untersuchung.

Regionäre Lymphknoten

Die regionären Lymphknoten sind die Lnn.* iliaci, die Lnn. sacrales laterales, die Lnn. paraaortici und die Lnn. inguinales.

Anmerkung der Übersetzer: Die verwendeten Bezeichnungen für die regionären Lymphknoten machen den Hinweis erforderlich, daß die Unterteilung oder die Zusammenfassung in die einzelnen Lymphknotengruppen sowie ihre Nomenklatur unterschiedlich erfolgt.

* Lnn. = Lymphonodi.

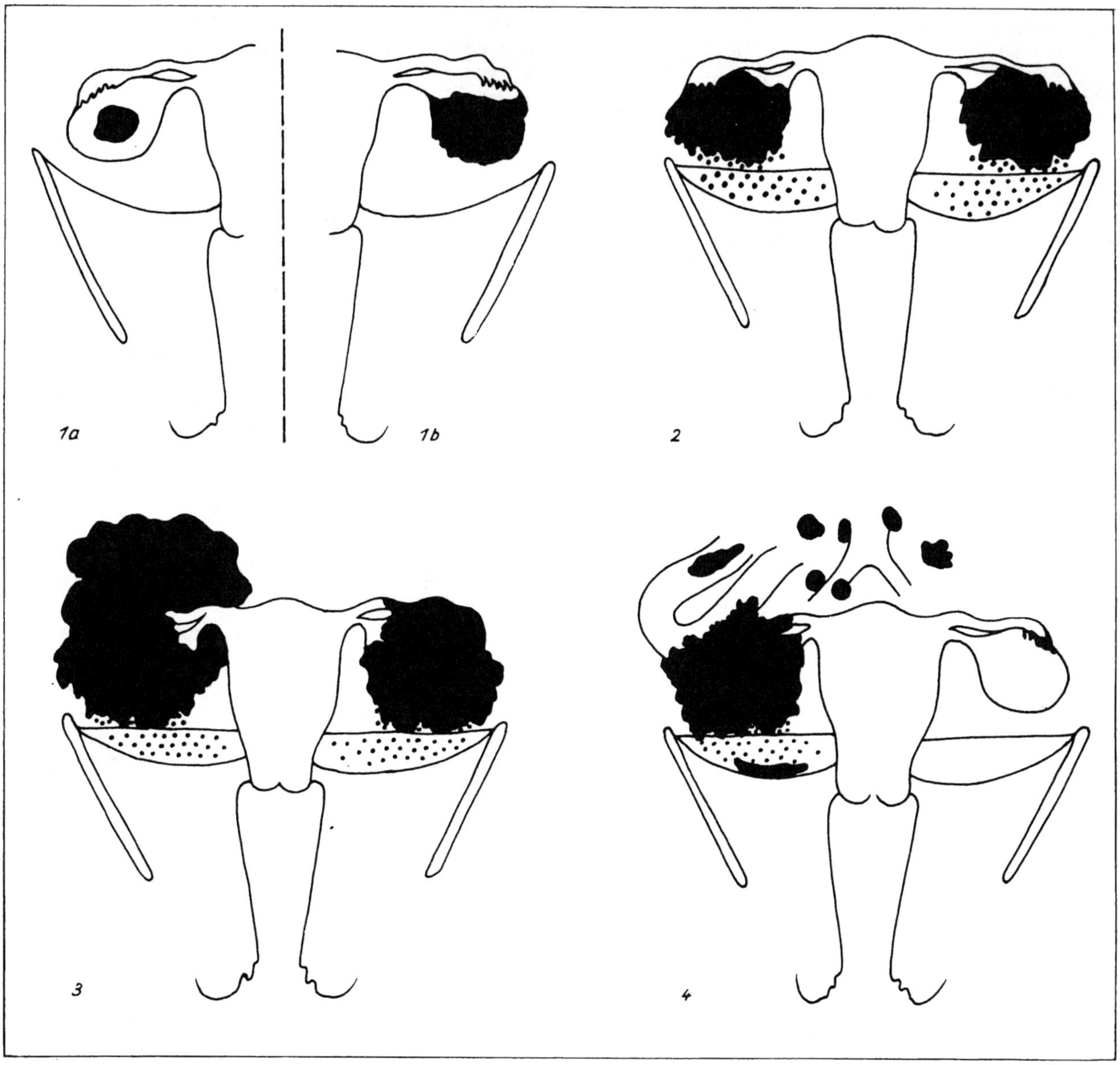

Abb. 13: Ovar (IKK-O 183.), S. 61.

1 a = Ovarialkarzinom (IKK-O 183.0), S. 63, kein Karzinom an der Oberfläche des Ovars, Kapsel intakt = UICC: T1 a1/FIGO: Stad. I a1.

1 b = Tumor an der Oberfläche des Ovars und/oder Kapsel durchbrochen = UICC: T1 a2/FIGO: Stad. I a2.

2 = Tumor auf ein oder beide Ovarien beschränkt, Durchbruch durch die Kapsel, maligne Zellen im Aszites = UICC: T1 c/FIGO: Stad. I c.

3 = Tumor mit Ausbreitung auf Uterus und Eileiter, maligne Zellen im Aszites = UICC: T2 c/FIGO: Stad. II c.

4 = Tumor befällt ein oder beide Ovarien, Ausbreitung auf den Dünndarm oder intraperitoneale Metastasen außerhalb des kleinen Beckens = UICC: T3/FIGO: Stad. III.

TNM — Prätherapeutische klinische Klassifikation

T — Primärtumor

UICC Kategorien	FIGO Stadien	
T0	—	Primärtumor nicht nachweisbar.
T1	I	Tumor auf die Ovarien beschränkt.
T1 a	I a	Tumor auf ein Ovar beschränkt, kein Aszites.
T1 a1	I a1	Kein Tumor an der Oberfläche des Ovars, Kapsel intakt.
T1 a2	I a2	Tumor an der Oberfläche des Ovars *und/oder* Kapsel durchbrochen.
T1 b	I b	Tumor auf beide Ovarien beschränkt, kein Aszites.
T1 b1	I b1	Kein Tumor an der Oberfläche der Ovarien, Kapsel intakt.
T1 b2	I b2	Tumor an der Oberfläche eines oder beider Ovarien *und/oder* Kapsel durchbrochen.
T1 c	I c	Tumor beschränkt auf ein oder beide Ovarien. Aszites, der maligne Zellen enthält oder positive Peritonealspülungen.
T2	II	Tumor befällt ein oder beide Ovarien und breitet sich innerhalb des Beckens aus.
T2 a	II a	Tumor mit Ausbreitung *und/oder* Metastasen auf den/dem Uterus *und/oder* einen oder beide Eileiter, aber kein Befall des Peritoneum viscerale. Kein Aszites.
T2 b	II b	Tumor mit Ausbreitung auf andere Beckengewebe *und/oder* mit Befall des Peritoneum viscerale. Kein Aszites.
T2 c	II c	Tumor mit Ausbreitung auf den Uterus *und/oder* einen *oder* beide Eileiter *und/oder* auf andere Beckengewebe. Aszites, der maligne Zellen enthält, oder positive Peritonealspülungen.
T3	III	Tumor befällt ein *oder* beide Ovarien mit Ausbreitung auf den Dünndarm oder das Netz innerhalb des kleinen Beckens *oder* intraperitoneale Metastasen außerhalb des kleinen Beckens oder positive retroperitoneale Lymphknoten oder beides.
M1	IV	Fernmetastasen.
TX		Die Minimalforderungen zur Bestimmung der Ausbreitung des Primärtumors können nicht erfüllt werden.
Spezielle Kategorien		Fälle ohne Laparoskopie/Laparotomie, die als Ovarialkarzinom angesehen werden.

N — Regionäre Lymphknoten

N0 Kein Nachweis eines Befalls regionärer Lymphknoten.

N1 Nachweis eines Befalls regionärer Lymphknoten.

NX Die Minimalforderungen zur Bestimmung der regionären Lymphknoten können nicht erfüllt werden.

M — Fernmetastasen

M0 Kein Nachweis von Fernmetastasen.
M1 Nachweis von Fernmetastasen.
MX Die Minimalforderungen zur Bestimmung des Vorhandenseins von Fernmetastasen können nicht erfüllt werden.

p.TNM — Postoperative histopathologische Klassifikation

pT — Primärtumor

Die pT-Kategorien entsprechen den T-Kategorien.

G — Histopathologischer Malignitätsgrad

G1 „Borderline"-Malignität.*
G2 Offensichtlich bösartiger Tumor.
GX Differenzierungsgrad kann nicht bestimmt werden.

pN — Regionäre Lymphknoten

Die pN-Kategorien entsprechen den N-Kategorien.

pM — Fernmetastasen

Die pM-Kategorien entsprechen den M-Kategorien.

Stadieneinteilung

Stadium I a1	T1 a1	N0	M0
Stadium I a2	T1 a2	N0	M0
Stadium I b1	T1 b1	N0	M0
Stadium I b2	T1 b2	N0	M0
Stadium I c	T1 c	N0	M0
Stadium II a	T2 a	N0	M0
Stadium II b	T2 b	N0	M0
Stadium II b	T2 c	N0	M0
Stadium III	T3	N0	M0
	T1, T2, T3	N1	M0
Stadium IV	Jedes T	Jedes N	M1

* Anmerkung der Übersetzer: Grenzbefunde von fraglicher Bösartigkeit

Anmerkung: Fälle ohne Laparoskopie/Laparotomie sind gesondert aufzuführen.

Zusammenfassung

UICC		**Ovar**	*FIGO*
T1		Beschränkt auf Ovarien.	I
	T1 a	Ein Ovar, kein Aszites.	I a
	T1 b	Beide Ovarien, kein Aszites.	I b
	T1 c	Ein oder beide Ovarien mit Aszites.	I c
T2		Mit Ausbreitung innerhalb des kleinen Beckens.	II
	T2 a	Uterus *und/oder* Eileiter, kein Aszites.	II a
	T2 b	Andere Beckengewebe, kein Aszites.	II b
	T2 c	Andere Beckengewebe mit Aszites.	II c
T3		Ausbreitung auf Dünndarm/Netz innerhalb des kleinen Beckens *oder* intraperitoneale Metastasen/retroperitoneale Lymphknoten.	III
M1		Fernmetastasen.	IV

Vagina (IKK-O 184.0)

Klassifiziert 1968. Bestätigt 1978.
(Gebilligt von CNC, DSK, FIGO, ICPR, JJC).

Regeln für die Klassifikation

Die Klassifikation gilt nur für das primäre Karzinom. Tumoren, die in der Vagina als sekundäre Gewächse von

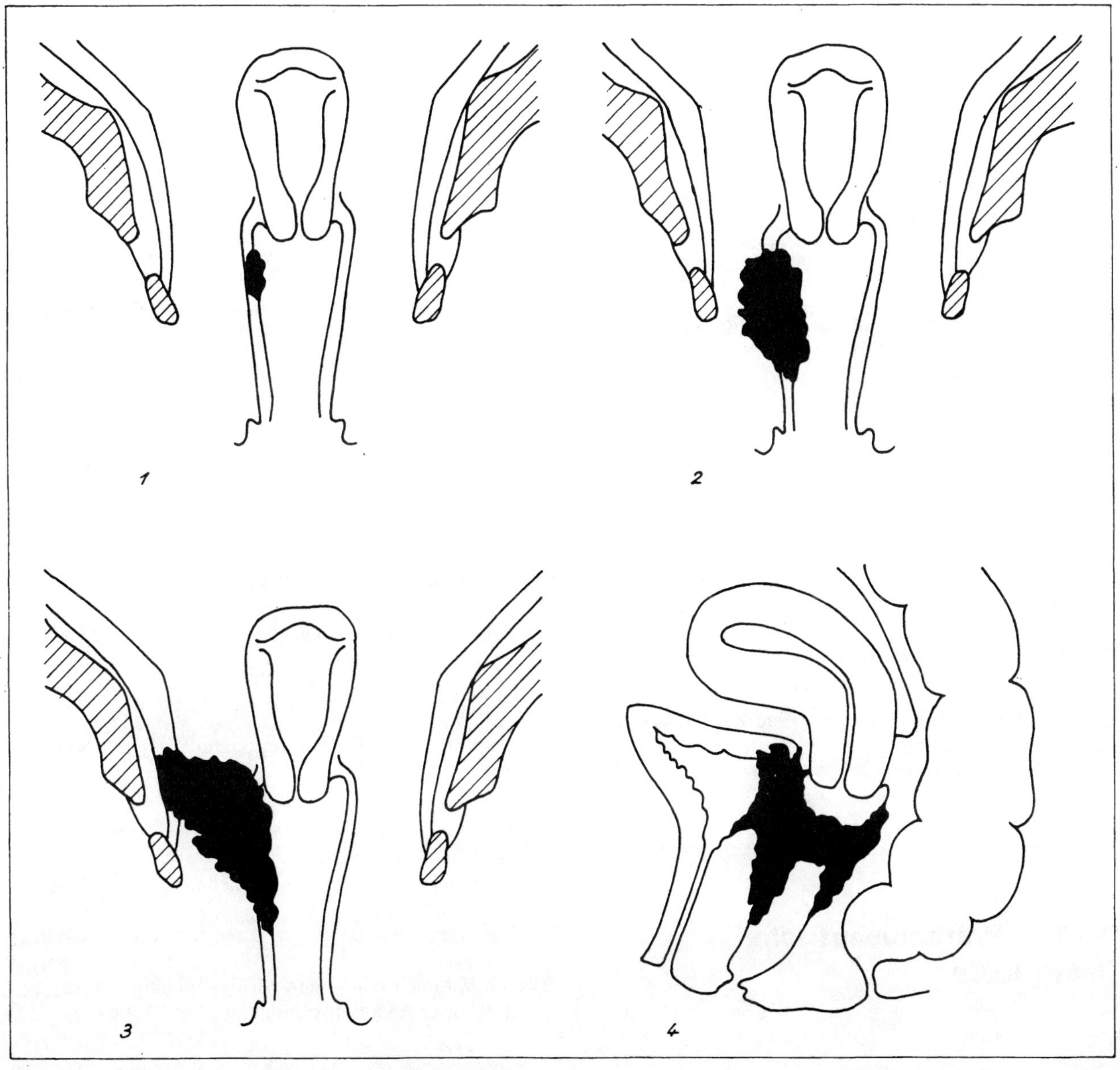

Abb. 14: Vagina (IKK-O 184.0), S. 64.

1 = Vaginalkarzinom (IKK-O 184.0), S. 66, auf die Vaginalwand begrenzt = UICC: T1/FIGO: Stad. I.

2 = Tumor befällt subvaginales Gewebe = UICC: T2/FIGO: Stad. II.

3 = Tumor mit Ausbreitung bis zur Beckenwand = UICC: T3/FIGO: Stad. III.

4 = Tumor befällt Schleimhaut der Blase und des Rektums = UICC: T4/FIGO: Stad. IVa.

gynäkologischen oder extragenitalen Lokalisationen auftreten, sind in gesonderten Gruppen aufzuführen.
Ein Gewächs, das die Portio befällt und das Gebiet des äußeren Muttermundes erreicht, soll als Zervixkarzinom eingeordnet werden.
Ein Gewächs, das die Vulva befällt, soll als Vulvakarzinom klassifiziert werden.
Ein Gewächs, das die Urethra befällt, soll nach der Histologie klassifiziert werden.
Die Erkrankung muß histologisch gesichert sein. Alle histologisch nicht bestätigten Fälle sind gesondert aufzuführen.
Die Minimalforderungen zur Bestimmung der T-, N- und M-Kategorien sind nachstehend angegeben. Wenn sie nicht erfüllt werden können, wird das mit TX, NX oder MX gekennzeichnet.
T-Kategorien: Klinische Untersuchung, Endoskopie und Röntgenuntersuchung.
N-Kategorien: Klinische Untersuchung und Röntgenuntersuchung.
M-Kategorien: Klinische Untersuchung und Röntgenuntersuchung.

Regionäre Lymphknoten

Obere zwei Drittel der Vagina: Beckenlymphknoten distal der Aortenbifurkation.
Unteres Drittel der Vagina: Lnn.* inguinales.

* Lnn. = Lymphonodi.

TNM — Prätherapeutische Klassifikation

T — Primärtumor

UICC Kategorien	FIGO Stadien	
Tis	0	Präinvasives Karzinom. (Carcinoma in situ).
T0	—	Primärtumor nicht nachweisbar.
T1	I	Tumor auf die Vaginalwand begrenzt.
T2	II	Tumor befällt das subvaginale Gewebe, aber ohne Ausbreitung bis zur Beckenwand.
T3	III	Tumor mit Ausbreitung bis zur Beckenwand.
T4	IVa	Tumor befällt die Schleimhaut der Blase *und/oder* des Rektums *und/oder* Ausbreitung über das kleine Becken hinaus. Anmerkung: Ein bullöses Ödem ist kein ausreichender Befund, um den Tumor in T4 einzustufen.
M1	IVb	Fernmetastasen.
TX	—	Die Minimalforderungen zur Bestimmung des Primärtumors können nicht erfüllt werden.

N — Regionäre Lymphknoten

N0 Kein Nachweis eines Befalls regionärer Lymphknoten.

Obere zwei Drittel

N1 Nachweis des Befalls regionärer Lymphknoten.

Unteres Drittel

N1 Nachweis des Befalls beweglicher homolateraler regionärer Lymphknoten.
N2 Nachweis des Befalls beweglicher bilateraler regionärer Lymphknoten.
N3 Nachweis des Befalls fixierter regionärer Lymphknoten.
NX Die Minimalforderungen zur Bestimmung der regionären Lymphknoten können nicht erfüllt werden.

M — Fernmetastasen

M0 Kein Nachweis von Fernmetastasen.
M1 Nachweis von Fernmetastasen.
MX Die Minimalforderungen zur Bestimmung des Vorhandenseins von Fernmetastasen können nicht erfüllt werden.

p.TNM — Postoperative histopathologische Klassifikation

pT — Primärtumor

Die pT-Kategorien entsprechen den T-Kategorien.

pN — Regionäre Lymphknoten

Die pN-Kategorien entsprechen den N-Kategorien.

pM — Fernmetastasen

Die pM-Kategorien entsprechen den M-Kategorien.

Stadieneinteilung

Stadium I	T1	N0	M0
Stadium II	T2	N0	M0
Stadium III	T3	N0	M0
	T1, T2, T3	N1	M0
Stadium IVa	T4	Jedes N	M0
Stadium IVb	Jedes T	Jedes N	M1

Zusammenfassung

UICC	**Vagina**	FIGO
T1	Vaginalwand.	I
T2	Subvaginales Gewebe.	II
T3	Ausbreitung bis zur Beckenwand.	III
T4	Blase/Rektum/über das kleine Becken hinaus.	IVa

Vulva (IKK-O 184.4)

Klassifiziert 1978.
(Gebilligt von CNC, DSK, FIGO, ICPR, JJC).

Regeln für die Klassifikation

Die Klassifikation gilt nur für das Karzinom. Die Erkrankung muß histologisch gesichert sein, damit die Fälle nach dem histologischen Typ eingeteilt werden können. Alle histologisch nicht bestätigten Fälle sind gesondert aufzuführen.
Die Minimalforderungen zur Bestimmung der T-, N- und M-Kategorien sind nachstehend angegeben. Wenn sie nicht erfüllt werden können, wird das mit TX, NX oder MX gekennzeichnet.
T-Kategorien: Klinische Untersuchung, Endoskopie und Röntgenuntersuchung.
N-Kategorien: Klinische und Röntgenuntersuchung.
M-Kategorien: Klinische Untersuchung und Röntgenuntersuchung.

Regionäre Lymphknoten

Die regionären Lymphknoten sind die Lnn.* femorales, die Lnn. inguinales, die Lnn. iliaci externi und die Lnn. hypogastrici.

Anmerkung der Übersetzer: Die verwendeten Bezeichnungen für die regionären Lymphknoten machen den Hinweis erforderlich, daß die Unterteilung oder die Zusammenfassung in die einzelnen Lymphknotengruppen sowie ihre Nomenklatur unterschiedlich erfolgt.

* Lnn. = Lymphonodi.

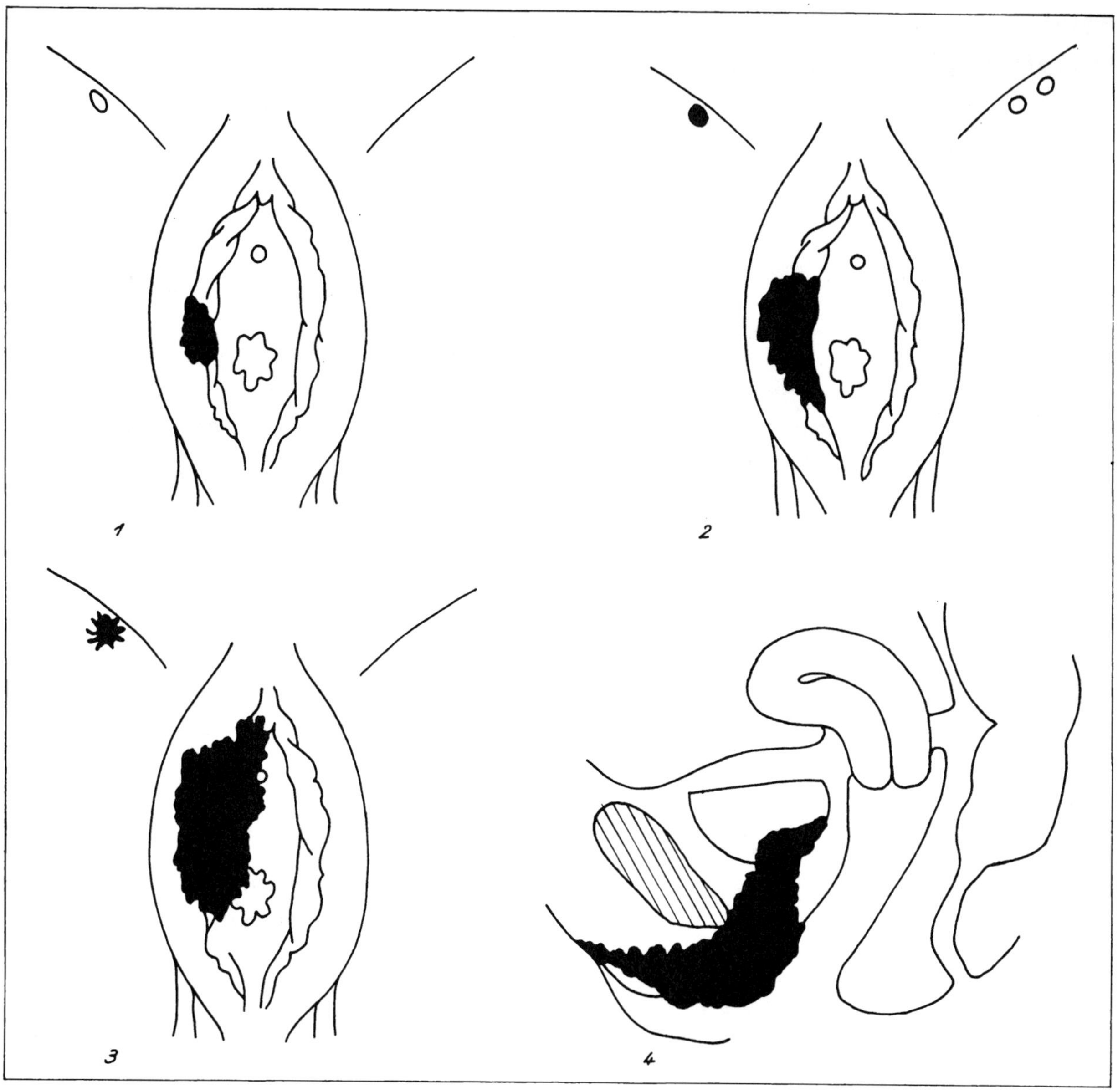

Abb. 15: Vulva (IKK-O 184.), S. 67.

1 = Vulvakarzinom (große Labie IKK-O 184.1), S. 69, bis 2 cm Durchmesser, kein Befall regionärer Lymphknoten (LK) = UICC: T1 NO/FIGO: Stad. I.

2 = Tumor auf Vulva beschränkt, Durchmesser über 2 cm, Befall beweglicher homolateraler regionärer LK = UICC: T2 N1/FIGO: Stad. II.

3 = Tumor irgendeiner Größe mit Ausbreitung auf die Urethra, Befall fixierter regionärer LK = UICC: T3 N3/FIGO: Stad. III.

4 = Tumor irgendeiner Größe mit Ausbreitung auf die obere Urethra und Schleimhaut der Blase = UICC: T4/FIGO: Stad. IV (Teil).

TNM — Prätherapeutische klinische Klassifikation

T — Primärtumor

UICC Kategorien	FIGO Stadien	
Tis	0	Präinvasives Karzinom (Carcinoma in situ).
T0	—	Primärtumor nicht nachweisbar.
T1	I	Tumor beschränkt auf die Vulva, größter Durchmesser nicht mehr als 2 cm.
T2	II	Tumor beschränkt auf die Vulva, größter Durchmesser mehr als 2 cm.
T3	III	Tumor irgendeiner Größe mit Ausbreitung auf die Urethra *und/oder* Vagina oder Perineum oder Anus.
T4	IV (Teil)	Tumor irgendeiner Größe mit Ausbreitung auf die obere Urethra *und/oder* die Schleimhaut der Blase oder des Rektums *oder* an der Beckenwand fixiert.
M1	IV (Teil)	Fernmetastasen.
TX	—	Die Minimalforderungen zur Bestimmung des Primärtumors können nicht erfüllt werden.

N — Regionäre Lymphknoten

N0 Kein Nachweis eines Befalls regionärer Lymphknoten.
N1 Nachweis des Befalls beweglicher homolateraler regionärer Lymphknoten.
N2 Nachweis des Befalls beweglicher bilateraler regionärer Lymphknoten.
N3 Nachweis des Befalls fixierter regionärer Lymphknoten.
NX Die Minimalforderungen zur Bestimmung der regionären Lymphknoten können nicht erfüllt werden.

M — Fernmetastasen

M0 Kein Nachweis von Fernmetastasen.
M1 Nachweis von Fernmetastasen.
MX Die Minimalforderungen zur Bestimmung des Vorhandenseins von Fernmetastasen können nicht erfüllt werden.

p.TNM — Postoperative histopathologische Klassifikation

pT — Primärtumor

Die pT-Kategorien entsprechen den T-Kategorien.

pN — Regionäre Lymphknoten

Die pN-Kategorien entsprechen den N-Kategorien.

pM — Fernmetastasen

Die pM-Kategorien entsprechen den M-Kategorien.

Stadieneinteilung

Stadium I	T1	N0	M0
Stadium II	T2	N0	M0
Stadium III	T3	N0	M0
	T1, T2	N1, N2	M0
Stadium IVa	T4	N0, N1, N2	M0
	Jedes T	N3	M0
Stadium IVb	Jedes T	Jedes N	M1

Zusammenfassung

UICC	Vulva	FIGO
T1	≦2 cm	I
T2	>2 cm	II
T3	Untere Urethra/Vagina/ Perineum/Anus.	III
T4	Obere Urethra/Blase/Rektum/ Beckenwand.	IV (Teil)
N1	Homolateral/beweglich.	—
N2	Bilateral/beweglich.	—
N3	Fixiert.	—

Urologische Tumoren

Einführende Bemerkungen

Urologische Tumoren umfassen die folgenden Organe; die entsprechende IKK-O-Topographie-Kennziffer ist angegeben:

Niere	IKK-O 189.
Blase	IKK-O 188.
Prostata	IKK-O 185.
Hoden	IKK-O 186.
Penis	IKK-O 187.

Diese Lokalisationen lassen sich nach einem gemeinsamen Plan klassifizieren (ausgenommen Penis). Dies wurde 1974 auf Empfehlung einer internationalen urologischen Gruppe unternommen und durch umfangreiche retrospektive Daten unterstützt. Die jetzt publizierten Klassifikationen haben die Billigung der bei jeder Tumorlokalisation angegebenen Organisationen und werden für mindestens 10 Jahre unverändert bleiben (siehe Vorwort, S. 7).

Jede Tumorlokalisation wird nach folgender Gliederung beschrieben:
Regeln für die Klassifikation mit den Minimalforderungen zur Bestimmung der T-, N- und M-Kategorien. Zusätzliche Methoden können angewendet werden, wenn sie die Genauigkeit der Beurteilung zum Zeitpunkt der Entscheidung über die endgültige Behandlung steigern. Das muß jedoch festgehalten werden.
Anatomische Tumorlokalisationen, wenn zutreffend.
Definition der regionären und iuxta-regionären Lymphknoten.
TNM — prätherapeutische klinische Klassifikation.
p.TNM — postoperative histopathologische Klassifikation (siehe Einführung: Allgemeine Regeln, S. 12).
Kurze Zusammenfassung für die Lokalisation.

Fernmetastasen
Für alle Regionen können die Kategorien M1 und pM1 mit nachstehenden Bezeichnungen unterteilt werden:

Lunge („Pulmonary")	PUL
Knochen („Osseous")	OSS
Leber („Hepatic")	HEP
Gehirn („Brain")	BRA
Lymphknoten	LYM
Knochenmark („Bone marrow")	MAR
Pleura	PLE
Haut („Skin")	SKI
Auge („Eye")	EYE
Andere („Other")	OTH

Zusätzliche Bezeichnungen
Wenn angemessen, können das y-Symbol, das r-Symbol und die C-Faktor-Kategorie der Klassifikation einer Region oder einer Tumorlokalisation hinzugefügt werden (siehe Einführung: Allgemeine Regeln, S. 12).

Niere (IKK-O 189.)

Klassifiziert 1974. Bestätigt 1978.
(Gebilligt von CNC, DSK, ICPR, JJC).

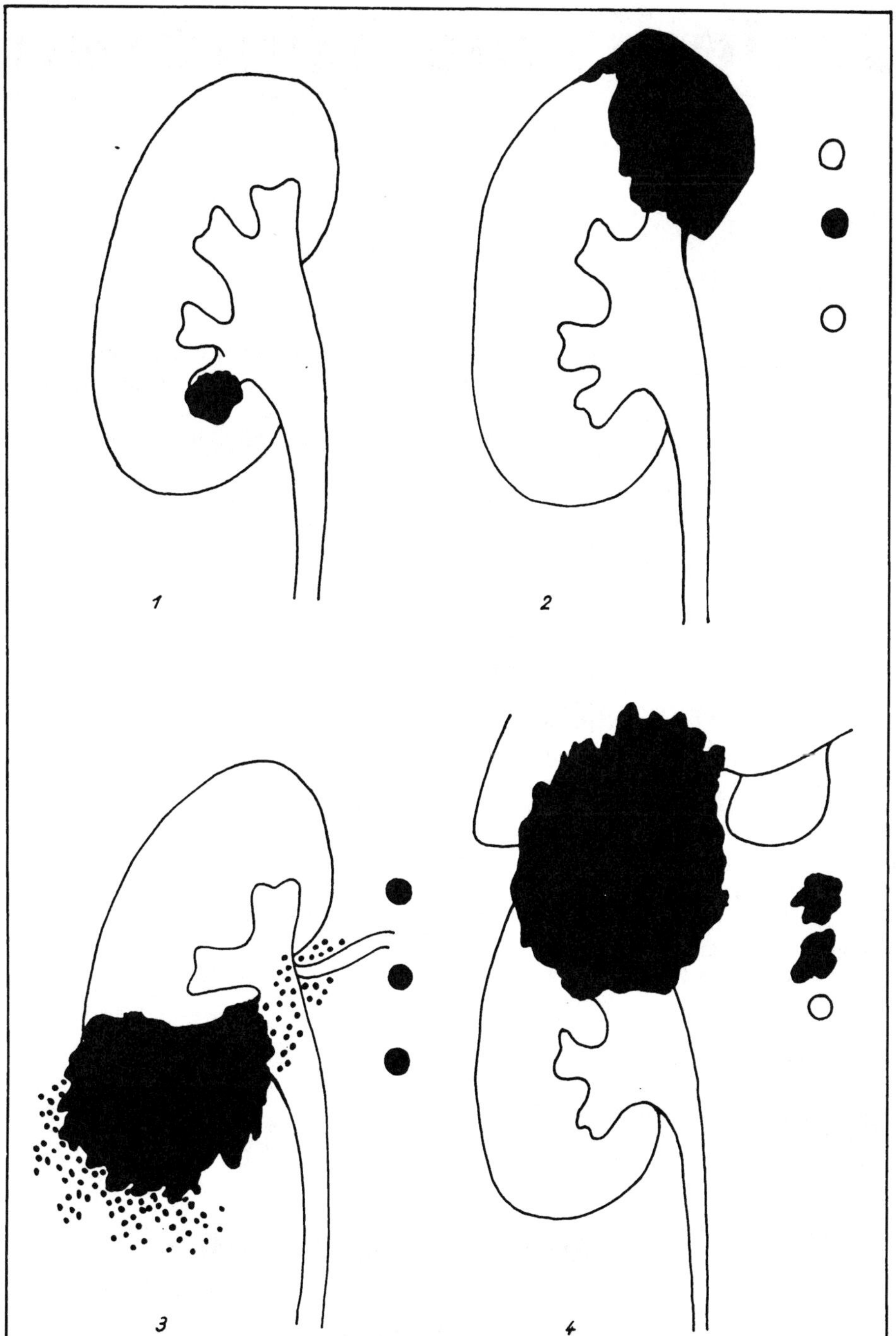

Abb. 16: Niere (IKK-O 189.), S. 71.

1 = Nierenkarzinom, S. 71, mit begrenzter Kelchdeformierung (IKK-O 189.1), kleiner Tumor ohne Vergrößerung der Niere T1.

2 = Großer Tumor mit Deformierung und Vergrößerung der Niere, Befall eines einzigen homolateralen regionären Lymphknotens (LK) = T2 N1.

3 = Ausbreitung in das perirenale Fettgewebe und in die Gefäße des Nierenhilus, Befall multipler regionärer LK = T3 N2.

4 = Ausbreitung in umgebende Organe, Befall fixierter regionärer LK = T4 N3.

Regeln für die Klassifikation

Die Klassifikation gilt nur für das Nierenzellkarzinom. Das Adenom ist ausgeschlossen, doch sollen solche Fälle gesondert aufgezeichnet werden. Die Erkrankung muß histologisch gesichert sein. Alle histologisch nicht bestätigten Fälle sind gesondert aufzuführen.
Die Minimalforderungen zur Bestimmung der T-, N- und M-Kategorien sind nachstehend angegeben. Wenn sie nicht erfüllt werden können, wird das mit TX, NX oder MX gekennzeichnet.
T-Kategorien: Klinische Untersuchung, Urographie und Arteriographie vor der endgültigen Behandlung. Die Venocavographie wird empfohlen.
N-Kategorien: Klinische Untersuchung und Röntgenuntersuchung, einschließlich Lymphographie und Urographie.
M-Kategorien: Klinische Untersuchung und Urographie. Bei weit fortgeschrittenen Primärtumoren oder wenn klinische Hinweise vorliegen, werden röntgenologische und nuklearmedizinische Untersuchungen empfohlen.

Regionäre und iuxta-regionäre Lymphknoten

Die regionären Lymphknoten sind die paraaortalen und parakavalen Lymphknoten.
Die iuxta-regionären Lymphknoten sind die Lymphknoten im Becken, im Mediastinum und in der Supraklavikulargrube.

TNM — Prätherapeutische klinische Klassifikation

T — Primärtumor

Bei fehlender Arteriographie muß das Symbol TX benutzt werden.

T0 Primärtumor nicht nachweisbar.
T1 Nachweis eines kleinen Tumors ohne Vergrößerung der Niere. Es bestehen eine begrenzte Nierenkelch-Distorsion oder -Deformierung und umschriebene Gefäßveränderungen, die von Nierenparenchym umgeben sind.
T2 Nachweis eines großen Tumors mit Deformierung *und/oder* Vergrößerung der Niere *oder* mit Befall der Kelche *oder* des Nierenbeckens.
Die Kontinuität der Nierenrinde ist nach dem arteriographischen Befund erhalten.
T3 Nachweis der Ausbreitung in das perirenale Fettgewebe, in das das Nierenbecken umgebende Fettgewebe oder in die Gefäße des Nierenhilus.
T4 Nachweis der Ausbreitung in die umgebenden Organe oder in die Bauchwand.
TX Die Minimalforderungen zur Bestimmung des Primärtumors können nicht erfüllt werden.

N — Regionäre und iuxta-regionäre Lymphknoten

N0 Kein Nachweis eines Befalls regionärer Lymphknoten.
N1 Nachweis des Befalls eines einzigen homolateralen regionären Lymphknotens.
N2 Nachweis des Befalls kontralateraler *oder* bilateraler *oder* multipler regionärer Lymphknoten.
N3 Nachweis des Befalls fixierter regionärer Lymphknoten (beurteilbar nur bei operativem Eingriff).
N4 Nachweis des Befalls iuxta-regionärer Lymphknoten.
NX Die Minimalforderungen zur Bestimmung der regionären *und/oder* iuxta-regionären Lymphknoten können nicht erfüllt werden.

M — Fernmetastasen

M0 Kein Nachweis von Fernmetastasen.
M1 Nachweis von Fernmetastasen.
MX Die Minimalforderungen zur Bestimmung des Vorhandenseins von Fernmetastasen können nicht erfüllt werden.

p.TNM — Postoperative histopathologische Klassifikation

pT — Primärtumor

Die pT-Kategorien entsprechen den T-Kategorien.

G — Histopathologischer Malignitätsgrad

G1 Hoch differenziert.
G2 Mittelgradig differenziert.
G3 Wenig *oder* undifferenziert.
GX Differenzierungsgrad kann nicht bestimmt werden.

V — Invasion in die Venen

V0 Kein Tumor in den Venen.
V1 Tumor in den Venae renales.
V2 Tumor in der Vena cava.
VX Invasion in die Venen kann nicht bestimmt werden.

pN — Regionäre und iuxta-regionäre Lymphknoten

Die pN-Kategorien entsprechen den N-Kategorien.

pM — Fernmetastasen

Die pM-Kategorien entsprechen den M-Kategorien.

Stadieneinteilung

Eine Stadieneinteilung wird gegenwärtig nicht empfohlen.

Zusammenfassung

Niere

T1	Kleiner Tumor/keine Nierenvergrößerung.
T2	Großer Tumor/Rinde nicht durchbrochen.
T3	Perirenale oder hiläre Ausbreitung.
T4	Ausbreitung auf Nachbarorgane.
N1	Isoliert homolateral regionär.
N2	Kontra- oder bilateral/multipel regionär.
N3	Fixiert regionär.
N4	Iuxta-regionär.
V1	Nierenvene befallen.
V2	Vena cava befallen.

Blase (IKK-O 188.)

Klassifiziert 1974. Bestätigt 1978.
(Gebilligt von CNC, DSK, ICPR, JJC).

Regeln für die Klassifikation

Die Klassifikation gilt nur für epitheliale Tumoren. Papillome werden ausgeschlossen; diese Fälle sind unter der Kategorie Ta einzuordnen.
Die Erkrankung muß histologisch oder zytologisch gesichert sein. Alle histologisch/zytologisch nicht bestätigten Fälle sind gesondert aufzuführen.
Die Minimalforderungen zur Bestimmung der T-, N- und M-Kategorien sind nachstehend angegeben. Wenn sie nicht erfüllt werden können, wird das mit TX, NX oder MX gekennzeichnet.
T-Kategorien: Klinische Untersuchung, Urographie, Zystoskopie, bimanuelle Untersuchung in Vollnarkose und Biopsie *oder* transurethrale Resektion* des Tumors (wenn sie indiziert ist) vor der endgültigen Behandlung.
N-Kategorien: Klinische Untersuchung und Röntgenuntersuchung, einschließlich Lymphographie und Urographie.

* Transurethrale Resektion = TUR

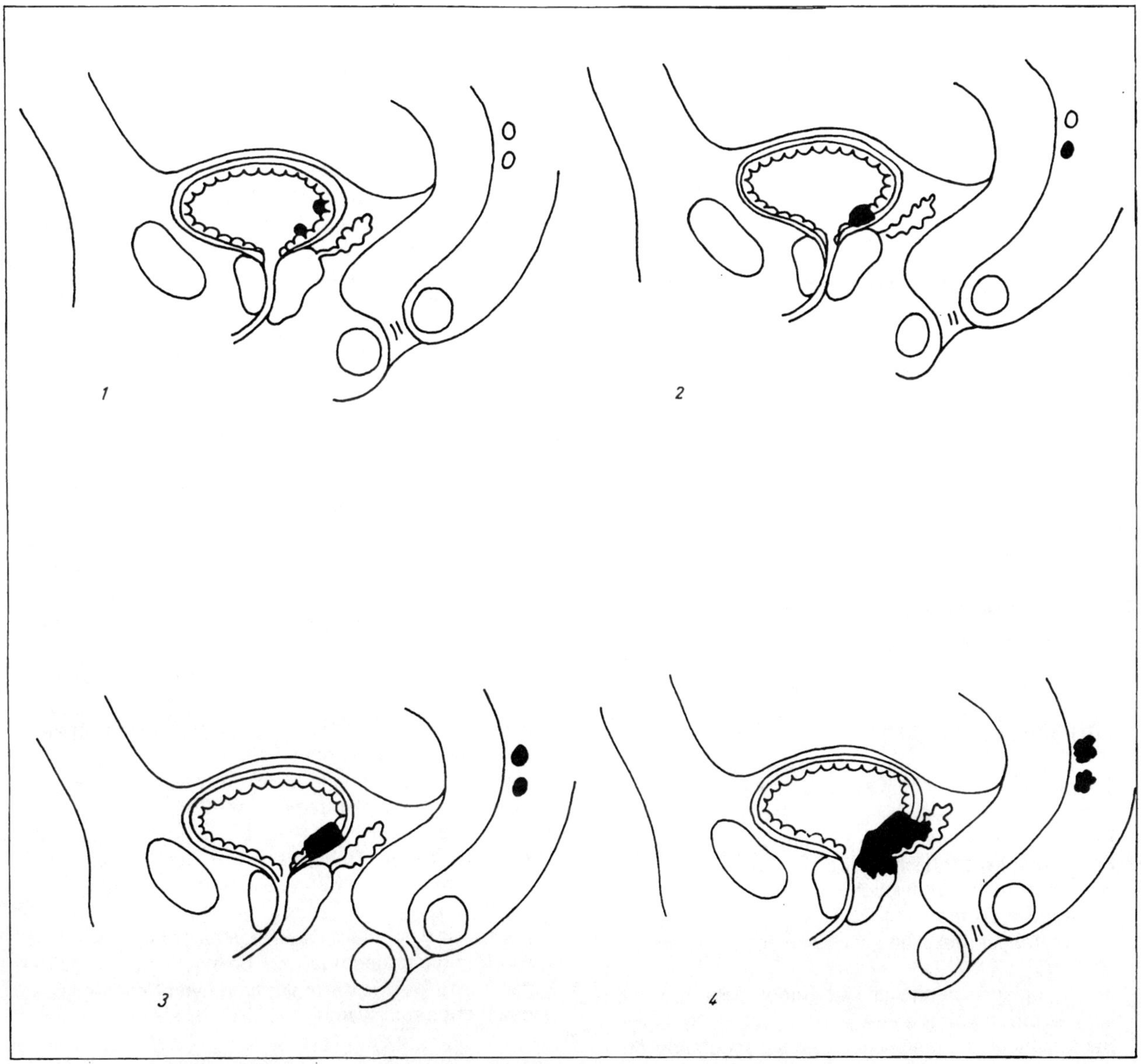

Abb. 17: Harnblase (IKK-O 188.). S. 74.

1 = Karzinom an der Hinterwand der Harnblase (IKK-O 188.4), S. 76, zwei Tumoren, Ausbreitung mikroskopisch nicht über die Lamina propria = T1 (m).

2 = Tumor ist mikroskopisch in die oberflächliche Muskelschicht eingebrochen, Befall eines einzigen homolateralen regionären Lymphknotens (LK) = T2 N1.

3 = Tumor ist mikroskopisch in die tiefe Muskelschicht eingebrochen, Befall multipler regionärer LK = T3a N2.

4 = Tumor mit Ausbreitung auf benachbarte Strukturen, Prostata und Samenblase, Befall fixierter regionärer LK = T4a N3.

M-Kategorien: Klinische Untersuchung und Röntgenuntersuchung. Bei weit fortgeschrittenen Primärtumoren oder wenn klinische Hinweise vorliegen, werden röntgenologische oder nuklearmedizinische Untersuchungen empfohlen.

Regionäre und iuxta-regionäre Lymphknoten

Die regionären Lymphknoten sind die Beckenlymphknoten unterhalb der Bifurkation der A. iliacae communes.
Die iuxta-regionären Lymphknoten sind die inguinalen Lymphknoten, die Lymphknoten an der A. iliaca communis und die paraaortalen Lymphknoten.

TNM — Prätherapeutische klinische Klassifikation

T — Primärtumor

Tis Präinvasives Karzinom (Carcinoma in situ): „Flacher Tumor".
Ta Papilläres nicht-invasives Karzinom.
T0 Primärtumor nicht nachweisbar.
T1 Bei bimanueller Untersuchung läßt sich eine frei bewegliche Tumormasse tasten: nach kompletter transurethraler Resektion ist sie nicht mehr tastbar *und/oder*
mikroskopisch breitet sich der Tumor nicht über die Lamina propria hinaus aus.
T2 Bei bimanueller Untersuchung ist die Induration der Blasenwand beweglich. Nach kompletter transurethraler Resektion des Erkrankungsherdes ist keine Induration mehr tastbar, *und/oder*
mikroskopisch ist der Tumor in die oberflächliche Muskelschicht eingebrochen.
T3 Bei bimanueller Untersuchung ist eine Induration *oder* eine knotige Tumormasse in der Blasenwand tastbar, die nach transurethraler Resektion des exophytischen Anteils des Tumors weiter besteht, *und/oder*
mikroskopisch ist der Tumor in die tiefe Muskelschicht eingebrochen *oder* hat die Blasenwand durchbrochen.
T3a Einbruch in die tiefe Muskelschicht.
T3b Durchbruch durch die Blasenwand.
T4 Tumor fixiert oder mit Ausbreitung auf benachbarte Strukturen *und/oder*
mikroskopischer Nachweis eines derartigen Befalls.
T4a Tumor befällt die Prostata, den Uterus oder die Vagina.
T4b Tumor ist an der Beckenwand *und/oder* die Bauchwand fixiert.

Anmerkung: Das Suffix (m) kann der entsprechenden T-Kategorie angefügt werden, um multiple Tumoren zu kennzeichnen, z. B. T2(m).

TX Die Minimalforderungen zur Bestimmung des Primärtumors können nicht erfüllt werden.

N — Regionäre und iuxtaregionäre Lymphknoten

N0 Kein Nachweis eines Befalls regionärer Lymphknoten.
N1 Nachweis des Befalls eines einzigen homolateralen regionären Lymphknotens.
N2 Nachweis des Befalls kontralateraler *oder* bilateraler *oder* multipler regionärer Lymphknoten.
N3 Nachweis des Befalls fixierter regionärer Lymphknoten (fixierte Tumormasse an der Beckenwand mit einem freien Raum zwischen ihr und dem Tumor).
N4 Nachweis des Befalls iuxta-regionärer Lymphknoten.
NX Die Minimalforderungen zur Bestimmung der regionären *und/oder* iuxta-regionären Lymphknoten können nicht erfüllt werden.

M — Fernmetastasen

M0 Kein Nachweis von Fernmetastasen.
M1 Nachweis von Fernmetastasen.
MX Die Minimalforderungen zur Bestimmung des Vorhandenseins von Fernmetastasen können nicht erfüllt werden.

p. TNM — Postoperative histopathologische Klassifikation

pT — Primärtumor

pTis Präinvasives Karzinom (Carcinoma in situ).
pTa Papilläres nicht invasives Karzinom.
pT0 Kein Nachweis von Tumor im histologisch untersuchten Gewebe.
pT1 Tumor breitet sich nicht über die Lamina propria hinaus aus.
pT2 Tumor infiltriert die oberflächliche Muskelschicht (nicht mehr als die Hälfte der Dicke der Muskelwand).
pT3 Tumor infiltriert die tiefe Muskelwand (mehr als die Hälfte der Dicke der Muskelwand) *oder* infiltriert die perivesikalen Gewebe.
pT4 Tumor infiltriert die Protata oder andere extravesikale Strukturen.
pTX Die Ausbreitung der Infiltration kann nicht bestimmt werden.

G — Histopathologischer Malignitätsgrad

G1 Hoch differenziert.
G2 Mittelgradig differenziert.
G3 Wenig *oder* undifferenziert.
GX Differenzierungsgrad kann nicht bestimmt werden.

L — Invasion in die Lymphgefäße

L0 Keine Invasion in die Lymphgefäße.
L1 Nachweis einer Invasion der oberflächlichen Lymphgefäße.
L2 Nachweis einer Invasion der tiefliegenden Lymphgefäße.
LX Invasion der Lymphgefäße kann nicht bestimmt werden.

pN — Regionäre und iuxta-regionäre Lymphknoten

Die pN-Kategorien entsprechen den N-Kategorien.

pM — Fernmetastasen

Die pM-Kategorien entsprechen den M-Kategorien.

Stadieneinteilung

Eine Stadieneinteilung wird gegenwärtig nicht empfohlen.

Zusammenfassung

Blase	
Tis	In situ: „Flacher Tumor".
Ta	Papillär, nicht invasiv.
T1	Bewegliche Masse, fehlt nach TUR*. Lamina propria.
T2	Indurierte Wand, fehlt nach TUR*.
T3	Masse/Induration, bleibt nach TUR*.
T4	Fixiert/Ausbreitung auf Nachbarorgane.
N1	Isoliert, homolateral regionär.
N2	Kontra- oder bilateral/multipel regionär.
N3	Fixiert regionär.
N4	Iuxta-regionär.

* TUR = Transurethrale Resektion

Prostata (IKK-O 185)

Klassifiziert 1974. Bestätigt 1978. (Gebilligt von CNC, DSK, ICPR, JJC).

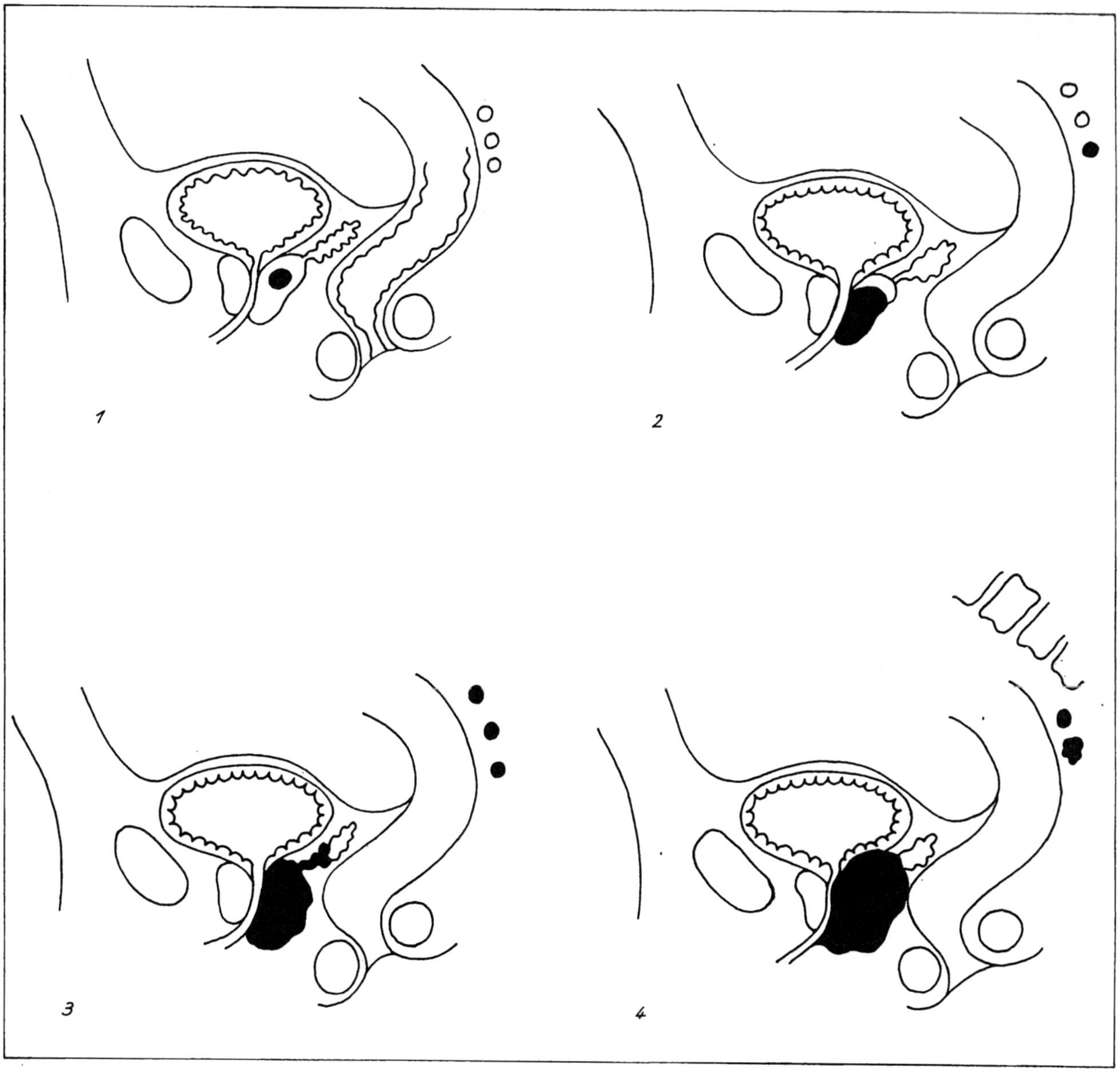

Abb. 18: Prostata (IKK-O 185.). S. 77.

1 = Prostatakarzinom S. 79, intrakapsulärer Tumor, normal große Drüse, kein Befall regionärer Lymphknoten (LK) = T1 N0.
2 = Intrakapsulärer Tumor, deformierte Drüse, Befall eines einzigen homolateralen regionären LK = T2 N1.
3 = Ausbreitung über die Kapsel hinaus, Befall der Samenblasen, Befall multipler regionärer LK = T3 N2.
4 = Ausbreitung auf Nachbarorgane, Blase, Urethra, Befall fixierter regionärer LK = T4 N3.

Regeln für die Klassifikation

Die Klassifikation gilt nur für das Karzinom. Die Erkrankung muß histologisch gesichert sein, damit die Fälle nach dem histologischen Typ eingeteilt werden können. Alle histologisch nicht bestätigten Fälle sind gesondert aufzuführen.
Die Minimalforderungen zur Bestimmung der T-, N- und M-Kategorien sind nachstehend angegeben. Wenn sie nicht erfüllt werden können, wird das mit TX, NX und MX gekennzeichnet.
T-Kategorien: Klinische Untersuchung, Urographie, Endoskopie und Biopsie (wenn sie indiziert ist) vor der endgültigen Behandlung.
N-Kategorien: Klinische Untersuchung und Röntgenuntersuchung, einschließlich Lymphographie und Urographie
M-Kategorien: Klinische Untersuchung, Röntgenuntersuchung, Skelettuntersuchungen und geeignete biochemische Verfahren.

Regionäre und iuxta-regionäre Lymphknoten

Die regionären Lymphknoten sind die Beckenlymphknoten unterhalb der Bifurkation der A. iliacae communes.
Die iuxta-regionären Lymphknoten sind die inguinalen Lymphknoten, die Lymphknoten an der A. iliaca communis und die paraaortalen Lymphknoten.

TNM — Prätherapeutische klinische Klassifikation

T — Primärtumor

Tis Präinvasives Karzinom (Carcinoma in situ).
T0 Kein Tumor tastbar.

Anmerkung: Diese Kategorie umfaßt den zufälligen Befund eines Karzinoms in einem Operations- oder Biopsiepräparat.

T1 Intrakapsulärer Tumor umgeben von palpatorisch normaler Drüse.
T2 Tumor ist auf die Drüse beschränkt. Glattes Knötchen deformiert die Kontur, aber Sulci laterales und Samenbläschen sind nicht befallen.
T3 Tumor breitet sich über die Kapsel hinaus aus mit oder ohne Befall der Sulci laterales *und/oder* der Samenbläschen.
T4 Tumor fixiert oder in die benachbarten Strukturen eingebrochen.

Anmerkung: Das Suffix (m) kann der entsprechenden T-Kategorie zugefügt werden, um multiple Tumoren zu kennzeichnen, z. B. T2(m).

TX Die Minimalforderungen zur Bestimmung des Primärtumors können nicht erfüllt werden.

N — Regionäre und iuxta-regionäre Lymphknoten

N0 Kein Nachweis eines Befalls regionärer Lymphknoten.
N1 Nachweis des Befalls eines einzigen homolateralen regionären Lymphknotens.
N2 Nachweis des Befalls kontralateraler *oder* bilateraler *oder* multipler regionärer Lymphknoten.
N3 Nachweis des Befalls fixierter regionärer Lymphknoten. (fixierte Tumormasse an der Beckenwand mit einem freien Raum zwischen ihr und dem Tumor).
N4 Nachweis des Befalls iuxta-regionärer Lymphknoten.

Anmerkung: Wenn die Lymphographie einen Befall der iuxta-regionären Lymphknoten anzeigt, wird eine Skalenus-Lymphknoten-Biopsie empfohlen.

NX Die Minimalforderungen zur Bestimmung der regionären *und/oder* iuxta-regionären Lymphknoten können nicht erfüllt werden.

M — Fernmetastasen

M0 Kein Nachweis von Fernmetastasen.
M1 Nachweis von Fernmetastasen.
MX Die Minimalforderungen zur Bestimmung des Vorhandenseins von Fernmetastasen können nicht erfüllt werden.

p.TNM — Postoperative histopathologische Klassifikation

pT — Primärtumor

pTis Präinvasives Karzinom (Carcinoma in situ).
pT0 Kein Nachweis von Tumor im histologisch untersuchten Gewebe.
pT1 Krebsherd (solitär oder multipel).
pT2 Diffuses Karzinom mit oder ohne Ausbreitung auf die Kapsel.
pT3 Karzinom durchbricht die Kapsel *und/oder* befällt die Samenbläschen.
pT4 Tumor befällt angrenzende Organe.
pTX Das Ausmaß der Invasion kann nicht bestimmt werden.

G — Histopathologischer Malignitätsgrad

G1 Hoch differenziert.
G2 Mittelgradig differenziert.
G3 Wenig *oder* undifferenziert.
GX Differenzierungsgrad kann nicht bestimmt werden.

pN — Regionäre und iuxta-regionäre Lymphknoten

Die pN-Kategorien entsprechen den N-Kategorien.

pM — Fernmetastasen

Die pM-Kategorien entsprechen den M-Kategorien.

Stadieneinteilung

Eine Stadieneinteilung wird gegenwärtig nicht empfohlen.

Zusammenfassung

Prostata	
T0	Karzinom als Zufallsbefund.
T1	Intrakapsulär/normale Drüse.
T2	Intrakapsulär/deformierte Drüse.
T3	Ausbreitung über Kapsel hinaus.
T4	Ausbreitung auf/Fixierung an Nachbarorgane.
N1	Isoliert, homolateral regionär.
N2	Kontra- oder bilateral/multipel regionär.
N3	Fixiert regionär.
N4	Iuxta-regionär.

Hoden (IKK-O 186)

Klassifiziert 1974. Bestätigt 1978.
(Gebilligt von CNC; DSK, ICPR, JJC).

Regeln für die Klassifikation

Der Begriff Hoden bezeichnet nur den Hoden allein ohne den Nebenhoden.
Die Erkrankung muß histologisch gesichert sein, damit die Fälle nach dem histologischen Typ eingeteilt werden können. Maligne Lymphome sind ausgeschlossen. Alle histologisch nicht bestätigten Fälle sind gesondert aufzuführen.
Die Minimalforderungen zur Bestimmung der T-, N- und M-Kategorien sind nachstehend angegeben. Wenn sie nicht erfüllt werden können, wird das mit TX, NX oder MX gekennzeichnet.
T-Kategorien: Klinische Untersuchung und radikale Or-

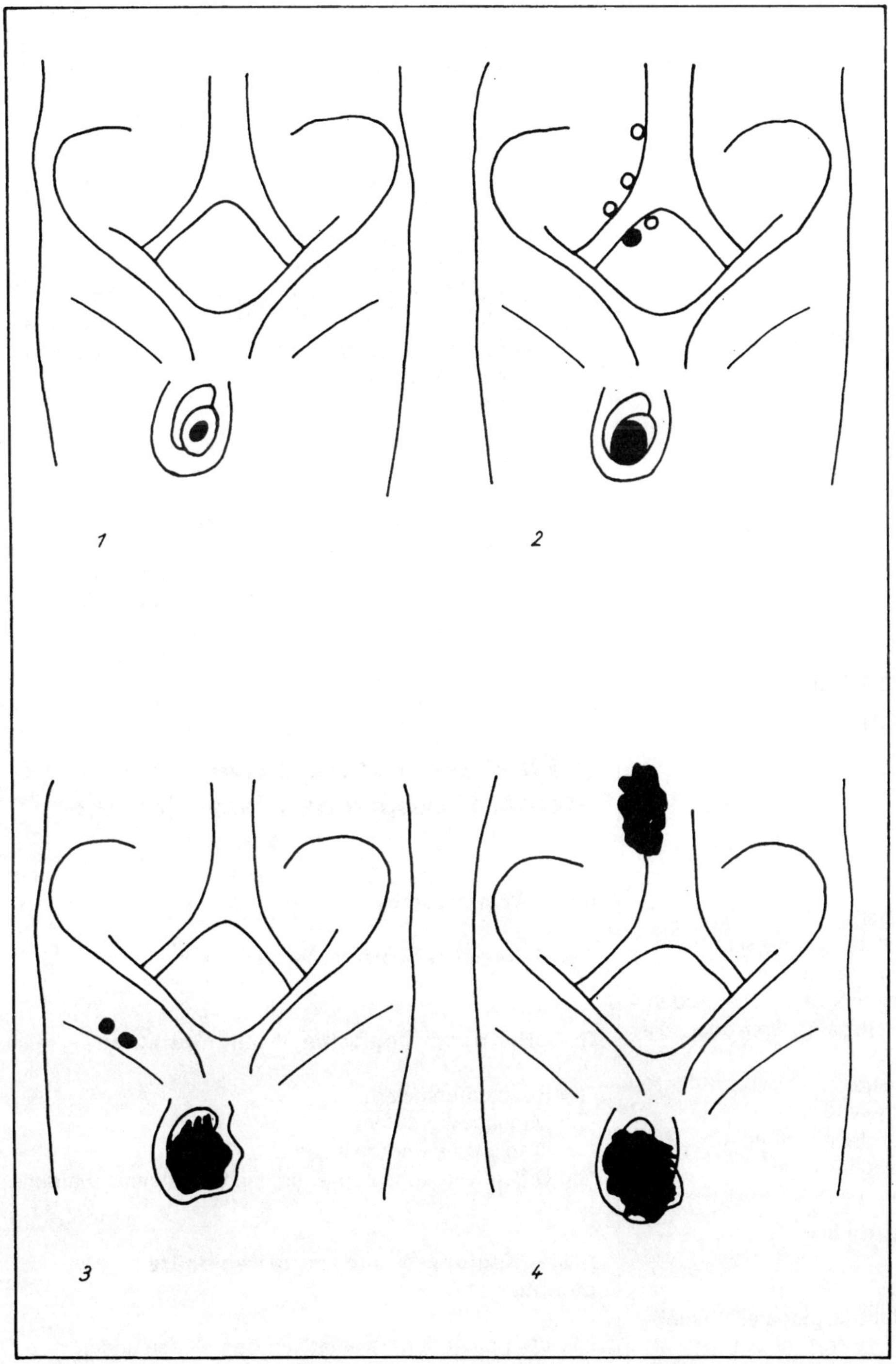

Abb. 19: Hoden (IKK-O 186), S. 80.

1 = Hodenkarzinom S. 82, Tumor auf „body" des Testis beschränkt = T1.

2 = Tumorinfiltration über die Tunica albuginea hinaus, Befall eines einzigen homolateralen regionären Lymphknotens (LK) = T2 N1.

3 = Tumor befällt Nebenhoden, Befall beweglicher Leistenlymphknoten = T3 N2.

4 = Tumor bricht in die Skrotumwand ein, tastbare Tumormasse im Abdomen = T4 N3.

chidektomie (sie wird in diesem Falle als Biopsie angesehen).
N-Kategorien: Klinische Untersuchung und Röntgenuntersuchung, einschließlich Lymphographie und Urographie.
M-Kategorien: Klinische Untersuchung, Röntgenuntersuchung und geeignete biochemische Verfahren.

Regionäre und iuxta-regionäre Lymphknoten

Die regionären Lymphknoten sind die paraaortalen und parakavalen Lymphknoten. Ist eine Skrotum- oder Leistenoperation vorangegangen, zählen die inguinalen Lymphknoten zu den regionären Lymphknoten.
Die iuxta-regionären Lymphknoten sind die intrapelvinen, die mediastinalen und die supraklavikulären Lymphknoten.

TNM — Prätherapeutische klinische Klassifikation

T — Primärtumor

Wurde keine Orchidektomie vorgenommen, wird das Symbol TX benutzt.

T0 Primärtumor nicht nachweisbar.
T1 Tumor ist auf den Hoden allein beschränkt.
T2 Tumor infiltriert über die Tunica albuginea hinaus.
T3 Tumor befällt das Hodennetz oder den Nebenhoden.
T4 Tumor bricht in den Samenstrang *und/oder* die Skrotumwand ein.
  T4a Einbruch in den Samenstrang.
  T4b Einbruch in die Skrotumwand.
TX Die Minimalforderungen zur Bestimmung des Primärtumors können nicht erfüllt werden.

N — Regionäre und iuxta-regionäre Lymphknoten

N0 Kein Nachweis eines Befalls regionärer Lymphknoten.
N1 Nachweis des Befalls eines einzigen homolateralen regionären Lymphknotens; wenn es sich um einen Leistenlymphknoten handelt, muß er beweglich sein.
N2 Nachweis des Befalls kontralateraler *oder* bilateraler *oder* multipler regionärer Lymphknoten; wenn es sich um Leistenlymphknoten handelt, müssen sie beweglich sein.
N3 Tastbare Tumormasse im Abdomen *oder* Nachweis des Befalls fixierter Leistenlymphknoten.
N4 Nachweis des Befalls iuxta-regionärer Lymphknoten.
NX Die Minimalforderungen zur Bestimmung der regionären *und/oder* iuxta-regionären Lymphknoten können nicht erfüllt werden.

M — Fernmetastasen

M0 Kein Nachweis von Fernmetastasen.
M1 Fernmetastasen vorhanden.
MX Die Minimalforderungen zur Bestimmung des Vorhandenseins von Fernmetastasen können nicht erfüllt werden.

p.TNM — Postoperative histopathologische Klassifikation

pT — Primärtumor

Die pT-Kategorien entsprechen den T-Kategorien.

G — Histopathologischer Malignitätsgrad

G1 Hoch differenziert.
G2 Mittelgradig differenziert.
G3 Wenig *oder* undifferenziert.
GX Differenzierungsgrad kann nicht bestimmt werden.

pN — Regionäre und iuxta-regionäre Lymphknoten

Die pN-Kategorien entsprechen den N-Kategorien.

pM — Fernmetastasen

Die pM-Kategorien entsprechen den M-Kategorien.

Stadieneinteilung

Eine Stadieneinteilung wird gegenwärtig nicht empfohlen.

Zusammenfassung

Hoden	
T1	Nur Hoden selbst.
T2	Über Tunica albuginea hinaus.
T3	Befall des Nebenhodens.
T4	Befall des Samenstrangs/Skrotums.
N1	Isoliert homolateral regionär.
N2	Kontra- oder bilateral/multipel regionär.
N3	Fixiert regionär.
N4	Iuxta-regionär.

Penis (IKK-O 187.)

Klassifiziert 1967.
(Gebilligt von CNC, DSK, ICPR, JJC).

Die 1967 vorgeschlagene Klassifikation wurde wenig benutzt, wird aber wieder abgedruckt, während eine Analyse von Daten aussteht.

Regeln für die Klassifikation

Die Klassifikation gilt nur für das Karzinom. Die Erkrankung muß histologisch gesichert sein. Alle histologisch nicht bestätigten Fälle sind gesondert aufzuführen.
Die Minimalforderungen zur Bestimmung der T-, N- und M-Kategorien sind nachstehend angegeben. Wenn sie nicht erfüllt werden können, wird das mit TX, NX oder MX gekennzeichnet.
T-Kategorien: Klinische Untersuchung.
N-Kategorien: Klinische Untersuchung und Röntgenuntersuchung.
M-Kategorien: Klinische Untersuchung und Röntgenuntersuchung.

Anatomische Regionen

1. Präputium penis (187.1)
2. Glans penis (187.2)
3. Penisschaft (Corpus cavernosum) (187.3)

Regionäre Lymphknoten

Die regionären Lymphknoten sind die inguinalen Lymphknoten.

TNM — Prätherapeutische klinische Klassifikation

T — Primärtumor

Tis Präinvasives Karzinom (Carcinoma in situ).
T0 Primärtumor nicht nachweisbar.
T1 Tumor mit größtem Durchmesser von 2 cm oder weniger, streng oberflächlich oder exophytisch wachsend.

T2 Tumor mit größtem Durchmesser von mehr als 2 cm, aber weniger als 5 cm *oder* Tumor mit minimaler Infiltration.
T3 Tumor mit größtem Durchmesser von mehr als 5 cm *oder* Tumor mit tiefer Infiltration, einschließlich der Urethra.
T4 Tumor infiltriert benachbarte Strukturen.
TX Die Minimalforderungen zur Bestimmung des Primärtumors können nicht erfüllt werden.

N — Regionäre Lymphknoten

N0 Kein Nachweis eines Befalls regionärer Lymphknoten.
N1 Nachweis des Befalls beweglicher homolateraler regionärer Lymphknoten.
N2 Nachweis des Befalls beweglicher bilateraler regionärer Lymphknoten.
N3 Nachweis des Befalls fixierter regionärer Lymphknoten.
NX Die Minimalforderungen zur Bestimmung der regionären Lymphknoten können nicht erfüllt werden.

M — Fernmetastasen

M0 Kein Nachweis von Fernmetastasen.
M1 Nachweis von Fernmetastasen.
MX Die Minimalforderungen zur Bestimmung des Vorhandenseins von Fernmetastasen können nicht erfüllt werden.

p.TNM — Postoperative histopathologische Klassifikation

pT — Primärtumor

Die pT-Kategorien entsprechen den T-Kategorien.

pN — Regionäre Lymphknoten

Die pN-Kategorien entsprechen den N-Kategorien.

pM — Fernmetastasen

Die pM-Kategorien entsprechen den M-Kategorien.

Stadieneinteilung

Eine Stadieneinteilung wird gegenwärtig nicht empfohlen.

Zusammenfassung

Penis	
T1	$\leqq$2 cm
T2	>2—5 cm
T3	>5 cm/tiefe Infiltration.
T4	Benachbarte Strukturen.
N1	Homolateral beweglich.
N2	Bilateral beweglich.
N3	Fixiert.

Weichteilsarkome (IKK-O 171.)

Klassifiziert 1978.
(Gebilligt von CNC, DSK, ICRP, JJC).

Die Klassifikation beruht auf den Ergebnissen einer retrospektiven Untersuchung, die von dem AJC vorgenommen wurde. Sie wurde von den oben genannten Organisationen gebilligt und wird für mindestens 10 Jahre unverändert bleiben.

Weichteilsarkome werden nach folgender Gliederung beschrieben:
Regeln für die Klassifikation mit den Minimalforderungen zur Bestimmung der T-, N- und M-Kategorien. Zusätzliche Methoden können angewandt werden, wenn sie die Genauigkeit der Bewertung zum Zeitpunkt der Entscheidung über die endgültige Behandlung steigern. Das muß jedoch festgehalten werden.
Histologischer Typ der Tumoren.
Definition der regionären Lymphknoten.
TNM — prätherapeutische klinische Klassifikation (siehe Einführung: Allgemeine Regeln, S. 11).
p.TNM — postoperative histopathologische Klassifikation (siehe Einführung: Allgemeine Regeln, S. 12).
Stadieneinteilung.
Kurze Zusammenfassung.

Regeln für die Klassifikation

Die Erkrankung muß histologisch gesichert sein, damit die Fälle nach dem histologischen Typ eingeteilt werden können. Alle histologisch nicht bestätigten Fälle sind gesondert aufzuführen.

Die Minimalforderungen zur Bestimmung der T-, N- und M-Kategorien sind nachstehend angegeben. Wenn sie nicht erfüllt werden können, wird das mit TX, NX oder MX gekennzeichnet.
T-Kategorien: Klinische Untersuchung und Röntgenuntersuchung.
N-Kategorien: Klinische Untersuchung und Röntgenuntersuchung.
M-Kategorien: Klinische Untersuchung und Röntgenuntersuchung.

Zusätzliche Bezeichnungen
Wenn angemessen, können das y-Symbol, das r-Symbol und die C-Faktor-Kategorie der Klassifikation einer Region oder Tumorlokalisation hinzugefügt werden (siehe Einführung: Allgemeine Regeln, S. 12).

Histologische Typen der Tumoren

Die folgenden histologischen Typen gehören in diese Gruppe: Die entsprechende IKK-O-Kennziffer (M-Klassifikation) ist angegeben.

Sarkom ohne nähere Angabe	M 8800/3
Fibrosarkom ohne nähere Angabe	M 8810/3
Fibröses Histiozytom, bösartig	M 8830/3
Liposarkom ohne nähere Angabe	M 8850/3
Leiomyosarkom ohne nähere Angabe	M 8890/3
Rhabdomyosarkom ohne nähere Angabe	M 8900/3
Mesenchymom, bösartig	M 8990/3
Synoviales Sarkom ohne nähere Angabe	M 9040/3
Mesothelium, bösartig	M 9050/3
Hämangiosarkom	M 9120/3

Iuxtakortikales Osteosarkom	M 9190/3
Iuxtakortikales Chondrosarkom	M 9221/3
Neurilemmom, bösartig	M 9560/3
Alveoläres Weichteilsarkom	M 9581/3.

Die folgenden histologischen Tumortypen sind nicht eingeschlossen: Kapos' Sarkom, Dermatofibrosarkom, Fibrosarkom Grad I (Desmoidtumor) und Sarkome, die von der Dura mater, dem Hirnparenchym oder Hohlorganen ausgehen.

Regionäre Lymphknoten

Die regionären Lymphknoten sind die dem Sitz des Primärtumors entsprechenden.

TNM — Prätherapeutische klinische Klassifikation

T — Primärtumor

T0 Primärtumor nicht nachweisbar.
T1 Tumor mit größtem Durchmesser von 5 cm oder weniger.
T2 Tumor mit größtem Durchmesser von mehr als 5 cm, aber ohne Ausbreitung auf Knochen, große Blutgefäße oder große Nerven.
T3 Tumor mit Ausbreitung auf Knochen, große Blutgefäße oder große Nerven.
TX Die Minimalforderungen zur Bestimmung des Primärtumors können nicht erfüllt werden.

N — Regionäre Lymphknoten

N0 Kein Nachweis eines Befalls regionärer Lymphknoten.
N1 Nachweis des Befalls regionärer Lymphknoten.
NX Die Minimalforderungen zur Bestimmung der regionären Lymphknoten können nicht erfüllt werden.

M — Fernmetastasen

M0 Kein Nachweis von Fernmetastasen.
M1 Nachweis von Fernmetastasen.
MX Die Minimalforderungen zur Bestimmung des Vorhandenseins von Fernmetastasen können nicht erfüllt werden.

Die Kategorie M1 kann entsprechend der nachstehenden Bezeichnung unterteilt werden:

Lunge („Pulmonary")	PUL
Knochen („Osseous")	OSS
Leber („Hepatic")	HEP
Gehirn („Brain")	BRA
Lymphknoten	LYM
Knochenmark („Bone marrow")	MAR
Pleura	PLE
Haut („Skin")	SKI
Auge („Eye")	EYE
Andere („Other")	OTH

p.TNM — Postoperative histopathologische Klassifikation

pT — Primärtumor

Die pT-Kategorien entsprechen den T-Kategorien.

G — Histopathologischer Malignitätsgrad

G1 Hoch differenziert.
G2 Mittelgradig differenziert.
G3 Wenig *oder* undifferenziert.

pN — Regionäre Lymphknoten

Die pN-Kategorien entsprechen den N-Kategorien.

pM — Fernmetastasen

Die pM-Kategorien entsprechen den M-Kategorien.

Stadieneinteilung

Stadium I a	G1	T1	N0	M0
Stadium I b	G1	T2	N0	M0
Stadium II a	G2	T1	N0	M0
Stadium II b	G2	T2	N0	M0
Stadium III a	G3	T1	N0	M0
Stadium III b	G3	T2	N0	M0
Stadium III c	Jedes G	T1, T2	N1	M0
Stadium IV a	Jedes G	T3	Jedes N	M0
Stadium IV b	Jedes G	Jedes T	Jedes N	M1

Zusammenfassung

Weichteilsarkom	
T1	$\leqq$ 5 cm
T2	> 5 cm
T3	Ausbreitung auf Knochen/Blutgefäße/Nerven.
G1	Hoch differenziert.
G2	Mittelgradig differenziert.
G3	Wenig differenziert.

Epidermale Tumoren

Einführende Bemerkungen

Die folgenden epidermalen Tumoren sind klassifiziert. Die entsprechende IKK-O-Kennziffer ist angegeben:

Haut (ausschließlich Melanom)	IKK-O 173.
Melanom der Haut	IKK-O 172.
	M 8720/3 — M 8790/3

Die jetzt veröffentlichten Klassifikationen wurden von den bei jeder Tumorlokalisation angegebenen Organisationen gebilligt und werden für mindestens 10 Jahre unverändert bleiben.

Jede Region wird nach folgender Gliederung beschrieben:

Regeln für die Klassifikation mit den Minimalforderungen zur Bestimmung der T-, N- und M-Kategorien. Zusätzliche Methoden können angewendet werden, wenn sie die Genauigkeit der Bewertung zum Zeitpunkt der Entscheidung über die endgültige Behandlung steigern. Das muß jedoch festgehalten werden.
Anatomische Regionen und Tumorlokalisationen.
Definition der regionären Lymphknoten.
TNM — prätherapeutische klinische Klassifikation (siehe Einführung: Allgemeine Regeln, S. 11).
p.TNM — postoperative histopathologische Klassifikation (siehe Einführung: Allgemeine Regeln, S. 12).
Stadieneinteilung, falls anwendbar.
Kurze Zusammenfassung für die Region.

Fernmetastasen
Die Kategorien M1 und pM1 können für alle Regionen entsprechend den nachstehenden Bezeichnungen unterteilt werden:

Lunge („Pulmonary")	PUL
Knochen („Osseous")	OSS
Leber („Hepatic")	HEP
Gehirn („Brain")	BRA
Lymphknoten	LYM
Knochenmark („Bone marrow")	MAR
Pleura	PLE
Haut („Skin")	SKI
Auge („Eye")	EYE
Andere („Other")	OTH

Zusätzliche Bezeichnungen
Wenn angemessen, können das y-Symbol, das r-Symbol und die C-Faktor-Kategorie der Klassifikation einer Region oder Tumorlokalisation hinzugefügt werden (siehe Einführung: Allgemeine Regeln, S. 12).

Haut (ausschließlich Melanom) (IKK-O 173., 187.)

Klassifiziert 1966. Bestätigt 1976.
(Gebilligt von CNC, DSK, ICPR, JJC).

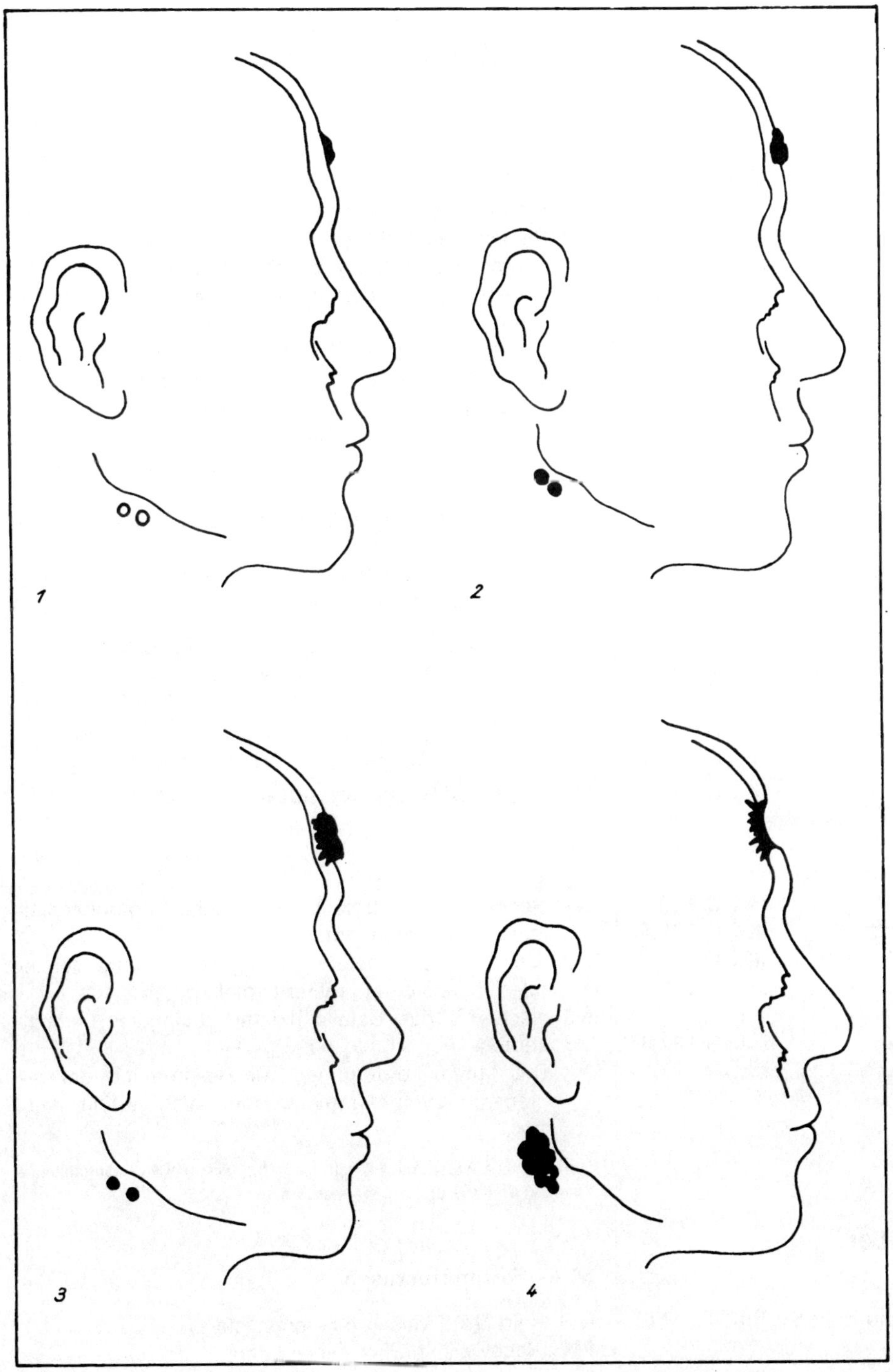

Abb. 20: Haut (IKK-O 173), S. 88.

1 = Hautkarzinom an der Stirn (IKK-O 173.3), S. 90, Tumor bis 2 cm Durchmesser, kein Befall regionärer Lymphknoten (LK) = T1 NO.

2 = Tumor mit über 2 bis 5 cm Durchmesser oder irgendeiner Größe mit geringer Infiltration der Dermis, Befall beweglicher homolateraler regionärer LK = T2 N1.

3 = Tumor mit über 5 cm Durchmesser oder irgendeiner Größe mit tiefer Infiltration der Dermis, Befall beweglicher homolateraler regionärer LK = T3 N1.

4 = Tumor infiltriert andere Strukturen, Muskel, Knochen, Befall fixierter regionärer LK = T4 N3.

Regeln für die Klassifikation

Die Klassifikation gilt nur für das Karzinom.
Die Erkrankung muß histologisch gesichert sein, damit die Fälle nach dem histologischen Typ eingeteilt werden können. Alle histologisch nicht bestätigten Fälle sind gesondert aufzuführen.
Die Minimalforderungen zur Bestimmung der T-, N- und M-Kategorien sind nachstehend angegeben. Wenn sie nicht erfüllt werden können, wird das mit TX, NX oder MX gekennzeichnet.
T-Kategorien: Klinische Untersuchung.
N-Kategorien: Klinische Untersuchung.
M-Kategorien: Klinische Untersuchung und Röntgenuntersuchung.

Anatomische Regionen

Die folgenden Regionen sind mit IKK-O-Topographie-Kennziffern so bezeichnet:

Lippenhaut	IKK-O 173.0
Augenlid inkl. Kanthus	IKK-O 173.1
Ohr und äußerer Gehörgang	IKK-O 173.2
Haut sonstiger und n. n. bez. Teile des Gesichts	IKK-O 173.3
Behaarter Kopf (Kopfschwarte) und Haut des Halses	IKK-O 173.4
Haut des Rumpfes exkl. Skrotum	IKK-O 173.5
Haut der oberen Extremität, inkl. Schulter	IKK-O 173.6
Haut der unteren Extremität, inkl. Hüfte	IKK-O 173.7
Penis n. n. bez. Teil:	
Penishaut ohne nähere Angaben	IKK-O 187.4
Skrotum, Skrotalhaut	IKK-O 187.7

Regionäre Lymphknoten

Die regionären Lymphknoten sind die dem Sitz des Primärtumors entsprechenden.

TNM — Prätherapeutische klinische Klassifikation

T — Primärtumor

Tis Präinvasives Karzinom (Carcinoma in situ).
T0 Primärtumor nicht nachweisbar.
T1 Tumor mit größtem Durchmesser von 2 cm oder weniger, streng oberflächlich oder exophytisch wachsend.
T2 Tumor mit größtem Durchmesser von mehr als 2 cm, aber nicht mehr als 5 cm *oder* Tumor mit minimaler Infiltration der Dermis, unabhängig von der Größe.
T3 Tumor mit größtem Durchmesser von mehr als 5 cm *oder* mit tiefer Infiltration der Dermis, unabhängig von der Größe.
T4 Tumor infiltriert andere Strukturen, wie Knorpel, Muskel oder Knochen.
TX Die Minimalforderungen zur Bestimmung des Primärtumors können nicht erfüllt werden.

Anmerkung: Falls mehrere Tumoren zugleich vorhanden sind, wird der mit der höchsten T-Kategorie festgestellt und die Zahl der einzelnen voneinander unabhängigen Tumoren wird in Klammern angegeben, z. B. (5) T2.

N — Regionäre Lymphknoten

N0 Kein Nachweis eines Befalls regionärer Lymphknoten.
N1 Nachweis des Befalls beweglicher homolateraler regionärer Lymphknoten.
N2 Nachweis des Befalls beweglicher kontralateraler oder bilateraler regionärer Lymphknoten.
N3 Nachweis des Befalls fixierter regionärer Lymphknoten.
NX Die Minimalforderungen zur Bestimmung der regionären Lymphknoten können nicht erfüllt werden.

Hinweis: Die Kategorie N2 gilt nicht für Gliedmaßen. Kontralaterale Lymphknoten werden als M1 klassifiziert.

M — Fernmetastasen

M0 Kein Nachweis von Fernmetastasen.
M1 Nachweis von Fernmetastasen.

MX Die Minimalforderungen zur Bestimmung des Vorhandenseins von Fernmetastasen können nicht erfüllt werden.

p. TNM — Postoperative histopathologische Klassifikation

pT — Primärtumor

Die pT-Kategorien entsprechen den T-Kategorien.

pN — Regionäre Lymphknoten

Die pN-Kategorien entsprechen den N-Kategorien.

pM — Fernmetastasen

Die pM-Kategorien entsprechen den M-Kategorien.

Stadieneinteilung

Eine Stadieneinteilung wird gegenwärtig nicht empfohlen.

Zusammenfassung

Haut	
T1	≦2 cm
T2	>2—5 cm
T3	>5 cm
T4	Ausbreitung auf Knochen/Muskel.
N1	Homolateral beweglich.
N2*	Kontra- oder bilateral beweglich.
N3	Fixiert.

entsprechend der Region.

Melanom der Haut (IKK-O 172. und M 8720/3—M 8790/3)

Klassifiziert 1978.
(Gebilligt von CNC, DSK, ICPR, JJC).

Die von der UICC 1966 veröffentlichte Klassifikation wurde zurückgezogen, als 1974 die Bedeutung der Infiltrationstiefe („Level" nach CLARK) erkannt wurde.
Eine prätherapeutische klinische TNM-Klassifikation wird gegenwärtig nicht empfohlen. Eine solche Klassifikation muß zurückgestellt werden bis zur Analyse der Daten, die zur Zeit von dem WHO Collaborating Centre for Evaluation of Methods of Diagnosis and Treatment of Melanoma gesammelt werden.
Die p.TNM postoperative histopathologische Klassifikation stimmt mit der des AJC überein und beruht auf den „Levels" von CLARK und der „Thickness of Invasion" von BRESLOW (Anmerkung der Übersetzer: beide Bezeichnungen sind synonym und kennzeichnen die Tiefe der Infiltration des Melanoms in die Schichten der Haut).

Regeln für die Klassifikation

Der Sitz des Ursprungs des Primärtumors muß angegeben werden. Die Erkrankung muß histologisch ge-

sichert sein. Alle histologisch nicht bestätigten Fälle sind gesondert aufzuführen.
Die Minimalforderungen zur Bestimmung der T-, N- und M-Kategorien sind nachstehend angegeben. Wenn sie nicht erfüllt werden können, wird das mit TX, NX oder MX gekennzeichnet.
T-Kategorien: Klinische Untersuchung.
N-Kategorien: Klinische und Röntgenuntersuchung.
M-Kategorien: Klinische und Röntgenuntersuchung.

Regionäre Lymphknoten

Die regionären Lymphknoten sind die Lymphknoten, die der Lokalisation des Primärtumors entsprechen.

TNM — Prätherapeutische klinische Klassifikation

T — Primärtumor

Gegenwärtig wird keine Klassifikation empfohlen.

N — Regionäre Lymphknoten

N0 Kein Nachweis eines Befalls regionärer Lymphknoten.
N1 Nachweis des Befalls regionärer Lymphknoten.
N4 Nachweis des Befalls iuxta-regionärer Lymphknoten.
NX Die Minimalforderungen zur Bestimmung der regionären Lymphknoten können nicht erfüllt werden.

Anmerkung: Die Kategorien N2 und N3 gibt es nicht. Die Kategorie N4 gilt nicht für Extremitäten. Kontralaterale Lymphknoten werden als M1 klassifiziert.

M — Fernmetastasen

M0 Kein Nachweis von Fernmetastasen.
M1 Nachweis von Fernmetastasen.
MX Die Minimalforderungen zur Bestimmung des Vorhandenseins von Fernmetastasen können nicht erfüllt werden.

p.TNM — Postoperative histopathologische Klassifikation

pT — Primärtumor

pTis Atypische melanozytische Hyperplasie (nicht bösartig). Level I
pT0 Primärtumor nicht nachweisbar.
pT1 Tumor infiltriert das Stratum papillare der Dermis *und/oder* ist nicht mehr als 0,75 mm dick. Level II
pT2 Tumor breitet sich bis zum Stratum reticulare der Dermis aus, ohne sie zu infiltrieren *und/oder* ist 0,75—1,50 mm dick. Level III
pT3 Tumor infiltriert das Stratum reticulare der Dermis *und/oder* ist mehr als 1,50 bis 3,00 mm dick. Level IV
pT4 Tumor infiltriert Unterhautgewebe *und/oder* ist mehr als 3,00 mm dick. Level V

Anmerkung: Wenn Satelliten- oder Abwanderungs-Metastasen („in transit metastasis") vorliegen, können alle Kategorien wie folgt unterteilt werden:
a) Satellit(en) unmittelbar bei oder in der Nähe des Primärtumors.
b) Abwanderungs-Metastasen in der Richtung auf das regionäre Lymphknoten-Abflußgebiet.

pN — Regionäre Lymphknoten

Die pN-Kategorien entsprechen den N-Kategorien.

pM — Fernmetastasen

Die pM-Kategorien entsprechen den M-Kategorien.

Stadieneinteilung

Stadium Ia	pT1, pT2	pN0	pM0
Stadium Ib	pT3, pT4	pN0	pM0
Stadium II	Jedes pTa, pTb	pN0	pM0
	Jedes pT	pN1	pM0
	Jedes pTa, pTb	pN1	pM0
Stadium III	Jedes pT	pN4	pM0
	Jedes pTa, pTb	pN4	pM0
Stadium IV	Jedes pT	Jedes pN	pM1
	Jedes pTa, pTb	Jedes pN	pM1

Zusammenfassung

Melanom		
pT1	≦0,75 mm	Level II
pT2	>0,75—1,5 mm	Level III
pT3	>1,5—3,0 mm	Level IV
pT4	>3,0 mm	Level V
N1	Regionär.	
N4	Juxta-regionär.	

Morbus Hodgkin (Lymphogranulomatose) (IKK-O 201.)

Zusammenfassung der „Ann Arbor"-Klassifikation 1971. (Gebilligt von CNC, DSK, ICPR, JJC).

Einführende Bemerkungen

Gegenwärtig wird es nicht für praktisch gehalten, eine TNM-Klassifikation für sowohl die Lymphogranulomatose (M. HODGKIN) als auch für Non-HODGKIN-Lymphome vorzuschlagen.

Nachdem 1971 die „Ann Arbor"-Klassifikation aufgestellt wurde, hat sich die Bedeutung von zwei wichtigen Beobachtungen herausgestellt, die wesentlichen Einfluß auf die Stadienbestimmung haben: Erstens: Die extralymphatische Form der Erkrankung hat keinen ungünstigen Einfluß auf das Überleben der Patienten, wenn sie lokalisiert ist und in Beziehung zu angrenzenden erkrankten Lymphknoten steht. Zweitens: Die Laparotomie mit Splenektomie wurde als eine Methode eingeführt, um mehr Erkenntnisse über das Ausmaß der Erkrankung in der Bauchhöhle zu gewinnen.

Anmerkung: Das American Joint Committee hat eine Stadieneinteilung für M. HODGKIN und Non-HODGKIN-Lymphome veröffentlicht. Sie hat bisher noch nicht die Unterstützung internationaler Arbeitsgruppen für maligne Lymphome erhalten.

Eine Stadienklassifikation auf der Grundlage der histopathologischen Untersuchung der bei der Laparotomie entnommenen Milz und Lymphknoten läßt sich nicht mit einer anderen vergleichen, die nicht auf derartigen Untersuchungen beruht. Zwei Klassifikationssysteme werden daher vorgestellt.

Klinische Stadieneinteilung (kS)

Obwohl sie als unvollständig anzusehen ist, läßt sie sich leicht ausführen und von einem Behandlungszentrum auf ein anderes übertragen. Sie wird bestimmt durch die Anamnese, klinische, radiologische, hämatologische Untersuchungen und den ersten Biopsiebefund. Die Knochenmarkbiopsie muß aus einem klinisch oder radiologisch als nicht befallen erachteten Bezirk entnommen werden. Zusätzliche Methoden (z. B. Lymphographie, Szintigraphie) können in einigen Fällen nützlich sein. Sie können angewandt werden, wenn sie die Genauigkeit der Bewertung zum Zeitpunkt der Entscheidung über die endgültige Behandlung steigern. Das muß jedoch festgehalten werden.

Leberbefall. Der klinische Nachweis eines Leberbefalls erfordert

entweder eine Vergrößerung der Leber und mindestens einen pathologischen Wert der alkalischen Phosphatase im Serum und pathologische Werte von zwei verschiedenen Leberfunktionsproben

oder eine abnormale Leberszintigraphie und eine pathologische Leberfunktionsprobe.

Milzbefall. Der klinische Nachweis eines Milzbefalls liegt vor, wenn eine tastbare Vergrößerung der Milz durch radiologische oder szintigraphische Untersuchung bestätigt ist,

oder wenn eine Szintigraphie deutliche Speicherdefekte zeigt.

Pathologische Stadieneinteilung (pS)

Sie berücksichtigt zusätzliche Befunde und hat einen höheren Grad der Genauigkeit. Sie sollte angewandt werden, wenn immer es möglich ist. Die verschiedenen Kategorien sind nach den Ergebnissen der histopathologischen Untersuchung mit — (minus) oder + (plus) zu kennzeichnen.

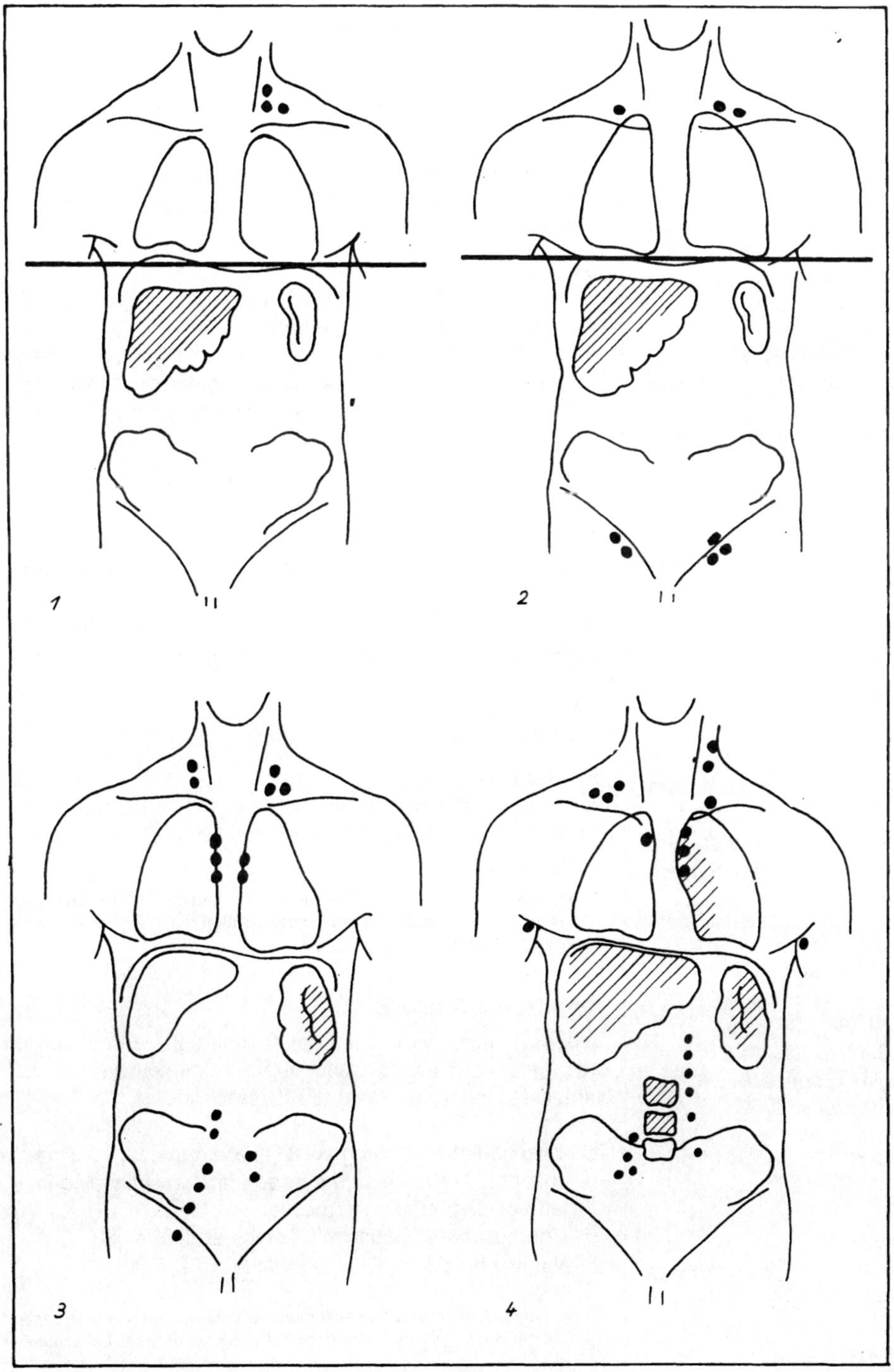

Abb. 21: Morbus Hodgkin (Lymphogranulomatose) (IKK-O 201.), S. 94ff.

1* = Befall einer Lymphknoten (LK)-Region (oben) = Stad. I oder Befall eines einzigen extralymphatischen Organs = Stad. IE.

2* = Befall von zwei oder mehr LK-Regionen auf der gleichen Seite des Zwerchfells (oben) = Stad. II oder Befall eines einzigen lymphatischen Organs und einer/mehrerer LK-Regionen der gleichen Seite des Zwerchfells = Stad. IIE.

3 = Befall von LK-Regionen auf beiden Seiten des Zwerchfells = Stad. III oder Befall der Milz = Stad. IIIS.

4 = Zusätzlicher Befall extralymphatischer Organe oder Lokalisationen, Leber, Lunge, Skelett = Stad. IV.

* Anmerkung: In 1 und 2 sind je zwei Darstellungen, eine für Lokalisation oberhalb und eine für unterhalb des Zwerchfells enthalten.

Lymphatische und extralymphatische Form der Erkrankung

Die lymphatischen Gewebe sind folgende:

Lymphknoten	Waldeyerscher Ring
Milz	Appendix
Thymus	Peyersche Plaques

Die *Lymphknoten* werden in Regionen eingeteilt und eine (1) oder mehrere (2, 3 usw.) können befallen sein. Die Milz ('Spleen) wird mit S gekennzeichnet und extralymphatische Organe oder Lokalisationen mit E.

Lungenbefall, der auf einen Lappen begrenzt ist
oder eine periphiläre Ausdehnung zusammen mit einem gleichseitigen Lymphknotenbefall
oder ein einseitiger Pleuraerguß mit oder ohne Lungenbefall, aber mit Hiluslymphknotenbefall
werden als *lokalisierte* extralymphatische Erkrankungen angesehen.

Leberbefall wird immer als *diffuse* extralymphatische Erkrankung angesehen.

Histopathologische Information

Diese wird durch Symbole klassifiziert, die die Herkunft der Gewebeprobe angeben.
Die folgende Kennzeichnung gilt für Fernmetastasen (oder M1-Kategorien) für alle Regionen, die nach dem TNM-System klassifiziert sind. Um eine Übereinstimmung mit der „Ann Arbor"-Klassifikation herzustellen, werden die Anfangsbuchstaben, die in diesem System gebraucht werden, ebenfalls angegeben.

Lunge („Pulmonary")	PUL *oder*	L
Knochen („Osseous")	OSS *oder*	O
Leber („Hepatic")	HEP *oder*	H
Gehirn („Brain")	BRA	
Lymphknoten	LYM *oder*	N
Knochenmark („Bone marrow")	MAR *oder*	M
Pleura	PLE *oder*	P
Haut („Skin")	SKI *oder*	D
Auge („Eye")	EYE	
Andere („Other")	OTH	

Zusätzliche Bezeichnungen
Wenn angemessen, können das y-Symbol, das r-Symbol oder die C-Faktor-Kategorie der Klassifikation der Region oder Tumorlokalisation hinzugefügt werden (siehe Einführung: Allgemeine Regeln, S. 12).

Klinische Stadien — kS

Die Definition der vier Stadien ist folgende:

Stadium I
Befall einer einzigen Lymphknotenregion (I) *oder* Befall eines einzigen extralympathischen Organs oder einer Lokalisation (IE).

Stadium II
Befall von zwei oder mehr Lymphknotenregionen auf der gleichen Seite des Zwerchfells *oder*
lokalisierter Befall eines einzigen extralymphatischen Organs oder einer Lokalisation und einer oder mehrerer Lymphknotenregionen auf der gleichen Seite des Zwerchfells (IIE).

Anmerkung: Die Zahl der befallenen Lymphknotenregionen kann durch einen Zusatz angezeigt werden (z. B. II3).

Stadium III
Befall von Lymphknotenregionen zu beiden Seiten des Zwerchfells (III)
oder begleitet von lokalisiertem Befall eines einzigen extralympathischen Organs oder einer Lokalisation (IIIE)
oder Befall der Milz (IIIS)
oder Befall von beiden Organen (IIIE/S).

Stadium IV
Diffuser Befall eines oder mehrerer extralymphatischer Organe oder Lokalisationen mit oder ohne gleichzeitigen Lymphknotenbefall.

Anmerkung: Der Grund zur Einstufung eines Patienten in das Stadium IV soll angegeben werden, indem die Lokalisation durch ein Symbol gekennzeichnet wird.

Symptome A und B

Jedes Stadium wird in A oder B unterteilt, je nachdem, ob die nachstehend definierten Allgemeinsymptome fehlen (A) oder vorliegen (B). Diese sind:

1. Unerklärlicher Gewichtsverlust von mehr als 10% des üblichen Körpergewichts in den letzten sechs Monaten vor dem ersten Arztbesuch.
2. Unerklärliches Fieber mit Temperatur über 38 °C.
3. Nachtschweiß.

Anmerkung: Hautjucken allein genügt nicht zur Einstufung in die Gruppe B. Das gilt auch für eine kurze fieberhafte Erkrankung bei bekanntem Infekt.

Pathologische Stadien — pS

Die Definition der vier Stadien richtet sich nach den gleichen Kriterien wie für die klinischen Stadien, wird aber durch eine zusätzliche, im Anschluß an die Laparotomie gewonnene Information ergänzt. Befunde der Splenektomie, der Leber-, Lymphknoten- und Knochenmarkbiopsie sind für die Festlegung der pathologischen Stadien verbindlich vorgeschrieben. Diese Biopsiebefunde werden, wie bereits angegeben, aufgezeichnet (siehe Histopathologische Information).

Kombinierte kS- und pS-Stadieneinteilung

Einige Beispiele werden nachstehend angegeben:

kS **pS** *Erklärung:*

I A **I S—H—N—M—** Patient im klinischen Stadium I ohne (Allgemein)Symptome.
Pathologisches Stadium I mit negativem Milzbefund, negativem Biopsiebefund aus zusätzlichen Lymphknoten und negativer Knochenmarkbiopsie.

II A_3 **III S+N+H—M—** Patient im klinischen Stadium II ohne (Allgemein)Symptome und mit drei befallenen Lymphknotenregionen.
Pathologisches Stadium III mit positivem Milzbefund, positivem Befund der abdominalen Lymphknoten, negativem Leberbiopsiebefund und negativem Befund der Knochenmarkbiopsie.

III B **IV H+M—S—** Patient im klinischen Stadium III mit (Allgemein)Symptomen.
Pathologisches Stadium IV mit positivem Leberbiopsiebefund, negativem Befund der Knochenmarkbiopsie und negativem Milzbefund.

IV B_{LH} **IV H+M—** Patient im klinischen Stadium IV mit (Allgemein)Symptomen und Nachweis eines massiven Befalls von Lunge und Leber.
Pathologisches Stadium IV mit positivem Leberbiopsiebefund und negativem Befund der Knochenmarkbiopsie.

Zusammenfassung

Stadium	Morbus Hodgkin	**Sub-Stadium**
Stadium I	Eine Lymphknotenregion.	I
	Ein extralymphatisches Organ/eine Tumorlokalisation.	I(E)
Stadium II	Zwei oder mehr Lymphknotenregionen auf der gleichen Seite des Zwerchfells.	II
	Eine Lymphknotenregion + ein lokalisiertes extralymphatisches Organ/eine Tumorlokalisation.	II(E)
Stadium III	Lymphknotenregionen auf beiden Seiten des Zwerchfells ± lokalisierte extralymphatische Organe/Milz: beide Tumorlokalisationen.	III III(E) III(S) III(ES)
Stadium IV	Diffuser extralymphatischer Befall ± Lymphknotenregionen.	IV
Alle Stadien		
unterteilt:	Ohne Gewichtsverlust/Fieber/Schweiß.	A
	Mit Gewichtsverlust/Fieber/Schweiß.	B

Klassifikationen in Vorbereitung

Pädiatrische Tumoren

Die Société Internationale d'Oncologie Pédiatrique (SIOP) hat für die folgenden Tumoren TNM- und p.TNM-Klassifikationen vorgeschlagen:

Nephroblastom (Wilms'Tumor)
Neuroblastom
Weichteilsarkome

Diese wurden als provisorische Klassifikation von dem AJC veröffentlicht, und es wird erwartet, daß sie von SIOP 1978 verabschiedet werden.
Da es der Grundsatz der UICC ist, nur Klassifikationen zu veröffentlichen, die für mindestens zehn Jahre unverändert bleiben werden (siehe Vorwort, S. 7), wurden diese Klassifikationen nicht in diese Ausgabe aufgenommen.

Kopf- und Hals-Tumoren

Von dem AJC wurden Vorschläge für folgende Regionen veröffentlicht:

Nasennebenhöhlen (Kieferhöhle).
Speicheldrüsen.

Abweichende Vorschläge wurden vom JJC und DSK gemacht. Gegenwärtig hat die UICC dazu keine Empfehlungen.

Pankreastumoren

Eine Klassifikation wird zur Zeit geprüft. Es ist zu hoffen, daß sie innerhalb kurzer Zeit veröffentlicht werden kann.

Knochentumoren

Eine Klassifikation für primäre Knochentumoren ist in Vorbereitung. Es ist zu hoffen, daß sie innerhalb kurzer Zeit veröffentlicht werden kann.

Tumoren des zentralen Nervensystems

Klassifikationen für primäre Tumoren des zentralen Nervensystems werden zur Zeit geprüft und werden veröffentlicht, sobald eine allgemeine Übereinstimmung erzielt wird.

In unserer Reihe „FORTSCHRITTE DER ONKOLOGIE", herausgegeben von A. Graffi, Th. Matthes, E. Magdon, sind bisher erschienen:

Band 1

Autorenkollektiv

Grundlagen der Neutronentherapie

1975. VII, 139 Seiten — 63 Abbildungen — 15 Tabellen — gr. 8° — Leinen 36,— M
Best.-Nr. 761 966 0 (2165/1)

Mit diesem Buch wird die erste Information über ein neues erfolgversprechendes Verfahren in der Krebstherapie vermittelt. Ausgehend von den kernphysikalischen Grundlagen, wird das sowjetische Zyklotron U-120 als Quelle schneller Neutronen für die therapeutische Anwendung vorgestellt. Die Autoren erläutern die Prinzipien und Probleme der Therapie vermitteln die biophysikalischen und biologischen Grundlagen und teilen erste klinische Erfahrungen mit. Darüber hinaus wird auf Fragen des Strahlenschutzes und der klinischen Dosimetrie eingegangen. Das Buch dokumentiert die Notwendigkeit der interdisziplinären Zusammenarbeit bei der Entwicklung einer neuen Therapieform.

Band 2

Autorenkollektiv

Ausgewählte Beiträge zur Diagnostik maligner Tumoren

1976. V, 105 Seiten — 43 Abbildungen — 12 Tabellen — gr. 8° — Leinen 28,— M
Bestell-Nr. 762 230 9 (2165/2)
(vergriffen)

In dieser Monographie werden sowohl Fortschritte der Röntgendiagnostik maligner Tumoren als auch Denkansätze zur Früherkennung des Krebses vorgestellt. Dabei wird der Tatsache Rechnung getragen, daß aktuelle Ergebnisse und Methoden in der Mikrospektrophotometrie, der Immun- und Mikrobiologie die Möglichkeit erkennen lassen, neue Verfahren der Früherfassung bösartiger Tumoren zu entwickeln und in der klinischen Praxis anzuwenden.

Bestellungen durch eine Buchhandlung erbeten

Akademie-Verlag
DDR-1080 Berlin, Leipziger Str. 3—4

In unserer Reihe „FORTSCHRITTE DER ONKOLOGIE", herausgegeben von A. Graffi, Th. Matthes, E. Magdon, sind bisher erschienen:

Band 3

Karl-Heinz Rotte

Computerunterstützte Röntgendiagnostik am Beispiel peripherer Lungenprozesse

1977. VIII, 149 Seiten — 35 Abbildungen — 15 Tabellen — gr. 8° — Leinen 38,— M
Bestell-Nr. 762 255 2 (2165/3)

In der Diagnostik menschlicher Krankheitsprozesse gewinnt der Einsatz der elektronischen Datenverarbeitung zunehmend an Bedeutung. In diesem Band geht es um die Methode der computergestützten Diagnostik in Form der Wertung und Bedeutung einer Vielzahl von Symptomen, die durch den Arzt erhoben werden. Die maschinelle Auswertung dieser Symptome bedeutet gegenüber der konventionellen Diagnostik einen echten Fortschritt.

Band 4

DNA Repair and Cancer Research

Herausgegeben von
A. Graffi, E. Magdon, Th. Matthes, St. Tanneberger

1979. 203 Seiten — 83 Abbildungen — 24 Tabellen — gr. 8° — Leinen 48,— M
Bestell-Nr. 762 396 9 (2165/4)

Die Autoren erläutern die Vorgänge der Repairprozesse an der DNS unter Bezugnahme des Einflusses dieser Prozesse auf die Kanzerogenese und auf die weitere Entwicklung in der Diagnostik und Therapie der malignen Tumoren.

Bestellungen durch eine Buchhandlung erbeten

Akademie-Verlag

DDR-1080 Berlin, Leipziger Str. 3—4

FSC
www.fsc.org
MIX
Papier | Fördert gute Waldnutzung
FSC® C083411

Zeitfracht Medien GmbH
Ferdinand-Jühlke-Straße 7
99095 Erfurt, Deutschland
produktsicherheit@kolibri360.de